Un petit médecin

Bruno Sauteron

Un petit médecin

L'Harmattan

Du même auteur :

Une saison à Makamba, récit d'une mission avec MSF au Burundi, L'Harmattan, mars 2022

5-7, rue de l'École-Polytechnique – 75005 Paris

www.editions-harmattan.fr

ISBN : 978-2-14-034448-0
EAN : 9782140344480

Remerciements

À Gérard Le Roux qui a bien voulu relire « avec ses grands ciseaux » toute la première partie de ce livre.

À Claude Attali qui – malgré certains désaccords – a relu la deuxième et la troisième partie, en m'ouvrant, comme toujours, à de nouvelles réflexions et perspectives.

À mes parents, sans qui, d'une manière ou d'une autre, je ne serais jamais devenu médecin

À tous ceux, sans qui ce parcours n'aurait jamais été possible : famille, amis, camarades de promotion, et bien sûr professeurs de médecine.

À Hélène, qui me rend heureux depuis maintenant plus de neuf ans.

Sommaire

D’où je parle

« Dans les milieux autorisés, on s’autorise à penser. Alors ça ! Le milieu autorisé c’est un truc, vous y êtes pas vous hein ! Vous êtes même pas au bord. Vous y êtes pas du tout. »[1]

Ainsi pourrait se traduire l’idée de ce livre : en tant qu’auteur je suis totalement inconnu. En tant que médecin, j’exerce une spécialité considérée à tort comme la plus modeste : je suis Généraliste. Je n’ai pas d’accointance particulière avec une faculté, un syndicat ou des connaissances dans le milieu journalistique : je travaille comme médecin de quartier.

J’ai la particularité d’avoir commencé ma carrière comme infirmier – plus spécifiquement dans le domaine des blocs opératoires – avant de décider de me réinscrire en faculté de médecine (j’avais fait une première tentative infructueuse, au sortir du bac).

J’ai donc occupé différentes fonctions avant de m’asseoir dans le fauteuil où je consulte maintenant. N’ayant aucun titre ronflant à faire valoir, cela ne me confère pas, aux yeux de ceux qui décident et choisissent les invités, la légitimité pour faire partie des gens autorisés : celles et ceux qui s’expriment régulièrement à la télévision ou dans les journaux.

Navré de constater que l’on ne donne la parole qu’à de « grands médecins », j’ai voulu à travers ces pages, m’inscrire en faux vis-à-vis de la pensée de tous ces gens supposés savoir, et dont les discours provoquent le plus

---

[1] Coluche- Les journalistes

souvent chez moi l'insatisfaction quand il ne s'agit pas d'une profonde désolation.

Pour ceux qui y trouveront goût, voici la pensée d'un médecin de quartier, à l'œuvre dans son cabinet depuis huit ans, mais qui gravite dans le domaine du soin depuis vingt-sept ans.

Après une première partie dissertant sur les affres de la reprise d'études – pour quelqu'un qui est entré en médecine par la petite porte – je décris dans un deuxième temps les questions auxquelles je dois faire face, depuis que j'ai choisi de m'installer comme médecin généraliste libéral.

L'actualité étant particulièrement riche en sujets concernant le numérus clausus, le financement de la Santé, les déserts médicaux et la désaffection pour certaines spécialités, je ne résiste pas à l'idée d'y mettre mon grain de sel, dans un troisième volet.

La conclusion de tout cela, sera sans doute que j'aurais mieux fait de rester à ma place, au lieu d'ennuyer les honnêtes gens avec mes billevesées, mais n'étant pas « autorisé » et étant par ailleurs un brin transgressif, je n'ai pas pu résister à donner mon avis, alors qu'on ne me l'avait surtout pas demandé.

1ère Partie :

Faire médecine

Pourquoi médecine ?

Je n'étais en vérité pas vraiment porté vers les études médicales, si ce n'est par l'insistance de mes parents (qui auraient chacun aimé poursuivre cette voie), à m'y diriger. Il m'aura fallu dix ans pour me défaire de ce désir qui n'était au départ pas le mien, et choisir pleinement la médecine, après avoir exercé un premier métier du soin.

*

Étant pressé de prendre mon indépendance, j'ai décidé après le bac… de faire mon service militaire ! À mon retour, je me suis effectivement inscrit, sans grande conviction en première année de médecine à Lille.

Après dix mois de caserne, j'ai rapidement séché les cours et en tout cas manqué de l'assiduité nécessaire pour réussir les épreuves. Mes résultats ont été à la hauteur de mon (faible) investissement et j'ai été collé. Un peu plus impliqué lors de la deuxième partie de l'année, j'ai tenté de convaincre mes parents, de tenter ma chance une nouvelle fois. Ils n'y virent pas d'intérêt, d'autant plus que j'avais réussi le concours d'admission aux études d'infirmier, ce qui leur semblait une valeur refuge sûre, après mes médiocres résultats. Avec le recul, même si cette décision me parût difficile à entendre à l'époque, je me dis qu'ils avaient peut-être raison. Il est très vraisemblable que j'aurais échoué une nouvelle fois et cela aurait commencé à me mettre vraiment en retard pour avancer dans un parcours d'études.

J'ai donc suivi cette voie : trois ans et demi d'études dans un Institut de Formation en Soins Infirmiers, puis le travail au bloc opératoire, en soins-intensifs et en mission humanitaire. Je voyais le grand avantage « horizontal » de ce diplôme : il ouvrait la porte de toutes les spécialités. Le vrai problème, c'était la « verticalité » : elle était très limitée. Je risquais d'en être toujours au même point dans dix ans. Il semblait logique que je me dirige vers les études d'infirmier anesthésiste : deux ans de formation complémentaire – qui pouvait être prise en charge par certains employeurs –, moyennant un engagement de cinq ans à travailler pour eux. Le bémol était que je ne quitterais plus les blocs opératoires et que je ne deviendrais jamais médecin.

La question de la responsabilité médicale, à laquelle je n'accèderais jamais en restant infirmier, était bien réelle. Je m'étais déjà fait taper sur les doigts aux soins intensifs, pour avoir « anticipé » des prescriptions que nous utilisions régulièrement, devant la difficulté à joindre un médecin dans un délai satisfaisant. La même situation s'était reproduite en mission humanitaire où le chirurgien n'appréciait pas toujours mes initiatives. La question était donc de savoir si je serai capable d'accepter dans la durée, de me satisfaire de mon statut d'infirmier ou si je prenais le risque de me relancer dans le grand bain des études médicales.

L'expérience de la mission MSF[2] fut en ce sens décisive. Au vu des très larges besoins, l'encadrement nous laissait la bride sur le cou et encourageait même la prise d'un certain nombre de responsabilités. La question, dans la durée, était que cette liberté professionnelle n'aurait lieu qu'à l'occasion de missions humanitaires. À la fin de chaque mission, ce serait à chaque fois le retour à la case départ. Avoir comme perspective de faire carrière avec

---

[2] Médecins Sans Frontières

MSF, semblait aussi passionnant que difficile. Les terrains de mission se situaient – pour la plupart – dans des conditions d'insécurité, de guerre ou de catastrophe naturelle. Il ne fallait pas compter gagner grand-chose non plus, à moins de quitter cette ONG[3] pour le CICR[4] ou une agence Onusienne.

Je ne parle évidemment pas de la difficulté au niveau psychologique, de gérer des stress importants (en lien avec la prise en charge de blessés de guerre, de victimes de maltraitances et du sentiment d'impuissance devant bon nombre de situations tragiques) de manière régulière. Je n'étais pas du tout sûr d'être taillé pour faire ce métier d'Humanitaire de manière pérenne.

La promesse de mes parents de me soutenir financièrement, si je reprenais les études de médecine, finit par emporter le morceau. J'échangeais de ce fait mon billet d'avion pour la prochaine mission contre une inscription en première année de médecine.

---

[3] Organisation Non Gouvernementale

[4] Comité International de la Croix Rouge

Comment s'y prendre ?

Il n'est pas commun qu'un infirmier entreprenne des études de médecine. Plusieurs raisons sont à l'origine de ce fait : difficulté et longueur des études, pénibilité de repasser à un statut d'étudiant après avoir eu celui de professionnel confirmé et bien évidemment, complexité à trouver un financement pour les six premières années d'études. Les années d'Internat à défaut d'être justement payées, étant rémunérées de manière suffisante pour financer un logement et subvenir à ses besoins courants.

Les freins à cette évolution professionnelle sont aussi d'ordres culturels, pour ne pas dire corporatistes. Selon mes observations, il me semblait que les médecins voyaient plutôt d'un mauvais œil, que quelqu'un d'une profession considérée comme subalterne, puisse devenir leur égal.

En revanche si une personne diplômée d'une grande école d'ingénieur ou de l'École Normale Supérieure se présente, elle est accueillie les bras ouverts. Infirmiers et médecins, nous évoluons pourtant au sein du même monde professionnel.

A contrario des autres administrations, où des employés de catégorie B peuvent présenter des concours de catégorie A, de l'armée où les sous-officiers peuvent intégrer le rang des officiers moyennant un concours interne, ou encore du monde de l'entreprise où quelqu'un de motivé et de talentueux peut espérer évoluer grâce à ses qualités professionnelles, il n'en va pas de même pour les métiers de la sphère médicale.

Un agent des services hospitaliers peut raisonnablement devenir aide-soignant, de même qu'un aide-soignant pourra prétendre à la formation infirmière, en étant indemnisé en échange d'un contrat d'engagement de cinq ans auprès de l'hôpital qui l'a financé.

Un infirmier pourra compléter sa formation par de nombreux diplômes universitaires, mais il ne pourra véritablement évoluer que vers quelques domaines spécifiques dans le soin : puériculture, bloc opératoire, anesthésie-réanimation. Il peut aussi se diriger vers des postes d'encadrement : cadre de santé, enseignant, infirmier général…

Plus récemment, des infirmier(e)s de pratique avancée (IPA) ont été formé(e)s, je reviendrai un peu plus tard sur la place polémique, que nos politiques souhaitent leur donner.

Au-delà de ces évolutions très encadrées, il n'est cependant pas prévu qu'un infirmier ou un autre paramédical (kinésithérapeute, orthophoniste, manipulateur en électro radiologie…) puisse intégrer la profession médicale, visiblement considérée comme hors de portée pour eux. La loi française répondait en 2002 à ce « vide », en disant qu'un paramédical justifiant de deux années d'exercice professionnel, pouvait valider la première année de médecine en ayant la moyenne aux écrits avec un quota de quelques places supplémentaires[5] à celles du numérus clausus de l'année en cours.

En pratique, pas de reconnaissance des années d'études infirmières (il est vrai que j'allais me rendre compte que le niveau de difficulté n'était pas tout à fait le même), ni des années de pratique professionnelle, pour un éventuel démarrage à un niveau plus avancé de la formation médicale.

Le nombre d'Universités accueillant des étudiants paramédicaux, était (au début des années 2000) limité sur

[5] Ce quota n'était en pratique jamais atteint.

le territoire français. La faculté de médecine qui officiait en Île-de-France, était celle de l'hôpital Saint-Antoine à Paris.

Le fait de ne pas être soumis au numérus clausus pouvait sembler être un sérieux cadeau en soi. D'un autre côté, il était bien connu que pour augmenter ses chances de succès, il était très fortement recommandé de s'inscrire dans une « prépa » payante, à laquelle je n'avais pas les moyens d'accéder. En auto-financement quasi complet au cours de cette première année, j'avais un budget des plus restreints : je voulais bien mettre en balance mes économies, mais pas m'endetter.

L'année où j'ai présenté les épreuves (2003), la barre – la note au-dessus de laquelle le dernier étudiant classé était admis – était à 10,4 sur 20. J'obtins 10,1. Je ne serais donc pas devenu médecin au concours. La disposition légale m'a indéniablement aidé. Je ne pense pas moins que, le fait d'avoir dû reprendre au tout début les études de médecine, pour le professionnel déjà expérimenté que j'étais, m'a semblé exagéré.

Qu'un concours ou un examen, à un niveau plus élevé de la formation après vérification du dossier du candidat et de son parcours, visant à évaluer sa capacité à intégrer une formation médicale soit organisé semble une évidence, qu'on lui demande de repasser les mêmes épreuves que des candidats sortis du bac sous prétexte d'équité m'a paru disproportionné. Le système pratiqué alors, ne permettait raisonnablement pas d'évoluer entre les différentes « castes » des professions de santé.

Je ne parle évidemment pas de la problématique du financement des études, rien n'étant envisagé de ce point de vue-là, dans un contexte de réorientation professionnelle.

Sur les quarante candidats paramédicaux inscrits, six furent admis en deuxième année. Je me souviens d'une collègue, cadre de santé en psychiatrie, qui devait poursuivre son activité professionnelle pour financer ses études et soutenir sa famille. Malgré une volonté évidente de réussir, elle ne put aller plus loin.

Fort heureusement, les choses ont un petit peu évolué depuis : les infirmiers souhaitant faire Médecine, en fonction de leur parcours, peuvent maintenant intégrer la deuxième (ou exceptionnellement la troisième) année de médecine sur dossier et après un examen oral devant un jury d'enseignants.

Il me semble que j'aurais pu peut-être aller au bout de mon projet de départ (devenir chirurgien), s'il s'était agi de faire quatre ans d'études avant l'Internat et non six. Avec des si…on mettrait Paris en bouteille !

La rentrée

A peine quelques semaines s'étaient écoulées depuis mon retour du Burundi[6] et j'étais maintenant assis dans un amphithéâtre bondé d'étudiants tout juste sortis du bac, inscrits en première année de médecine. Le changement d'ambiance était garanti. J'avais quitté l'hôpital de Makamba où je venais de passer sept mois comme infirmier de bloc opératoire et je revenais à la case départ.

Très vite, je compris qu'il fallait agir stratégiquement : arriver tôt pour être bien placé dans l'amphi, essayer de faire des connaissances pour qu'elles puissent – le cas échéant – me réserver une place et ne pas me retrouver assis sur les marches ou tout au fond de l'amphithéâtre. Bien évidemment tout cela ne dispensait pas de beaucoup travailler, si l'on espérait être admis en deuxième année.

Les matières enseignées n'étaient pourtant pas vraiment à mon goût, notamment au premier quadrimestre : chimie générale, physique, chimie organique (j'ai obtenu mon bac scientifique au rattrapage, notamment à cause de notes pitoyables en physique-chimie) et je me demandais bien comment j'allais surnager. Je cherchais une méthode de travail adaptée, tout en essayant de ne pas trop me mettre sous pression, sachant par expérience qu'une quantité trop importante de travail n'était pas une garantie de succès.

J'eus tôt fait de repérer les autres « parameds », c'est à dire les autres paramédicaux qui avaient travaillé au moins deux ans, avant de (re)tenter leur chance en Médecine. Parmi eux Pierre-Marie, psychomotricien, semblait le plus

---

[6] cf « une saison à Makamba » même auteur

motivé. Il m'expliqua qu'il planifiait son travail, en fonction des matières, accordant une quantité de temps pondérée à chaque matière et à sa valorisation finale. Il utilisait pour cela un agenda, dans lequel il notait pour chaque jour, le temps à travailler et selon quelle quotité.

Cela me semblait très intéressant, mais je me sentais complètement incapable de respecter une telle organisation. Je ne peux cependant que saluer son efficacité, Pierre-Marie ayant été classé 53ème au concours de première année, bien loin devant les autres paramédicaux.

J'avais beau être résolu et motivé, j'avais une vision beaucoup plus « poétique » de mon destin médical. Pour moi, les épreuves devaient m'aider à discerner si j'étais fait ou non pour ce métier. Tout en connaissant les modalités d'accès (QCM[7], QROC[8]...), j'avais beaucoup de mal à intégrer qu'on réussissait d'autant mieux que l'on était bien organisé, bien au-delà d'un talent particulier ou d'être ou non « fait pour ça ».

Une autre raison était que, comme bien souvent, j'étais indécis. J'avais envie d'être médecin, mais étais-je sérieusement prêt à refaire neuf ans d'études à minima ? Ne pourrais-je pas trouver un accomplissement au moins aussi satisfaisant, si je ne le devenais pas ? Et puis, je me rendais bien compte que, particulièrement dans ces études, je serais bien en peine d'avoir des activités annexes, pendant toute leur durée. Je ne pourrais pas repartir en mission humanitaire de sitôt et j'allais devoir tirer le diable par la queue, pendant un bon bout de temps...

Les cours avaient lieu en deux sessions, compte tenu du nombre très important d'étudiants inscrits : le matin ou l'après-midi. N'ayant jamais été du matin, j'avais néanmoins décidé de m'inscrire à cette première session de cours, de manière à pouvoir travailler l'après-midi. Je me

[7] Questions à Choix Multiples
[8] Questions à Réponse Ouvertes et Courtes

faisais violence à me lever tôt, à faire ce long trajet en métro entre le quatorzième arrondissement où je vivais et la faculté Saint-Antoine, située à l'autre extrémité de Paris.

Le fait d'être plus âgé, me fut cependant utile, quand je n'étais pas arrivé assez tôt pour trouver une place où je pouvais y voir correctement. Alors que les « bizuts » sortis du bac, se faisaient envoyer paître par les « carrés » qui redoublaient ou ceux et celles qui avaient réservé des places pour leurs camarades (à l'aide d'une écharpe posée sur la table), le respect dû « à mon grand âge » ou à mon statut « d'extra-terrestre », me permit de m'assoir plus facilement.

D'un autre côté, comme tout animal un peu bizarre, j'étais aussi tenu à distance. Il me fut plus difficile d'intégrer un groupe de travail, composé d'étudiants qui avaient huit ans de moins que moi.

Enfin, cette transition entre le Burundi – un des pays les plus pauvres du monde – et le milieu « privilégié » dans sa grande majorité, d'une faculté de médecine parisienne, créait un décalage symbolique difficile à admettre. S'y ajoutaient l'âge et mon côté provincial – je ne suis arrivé à Paris qu'après mes études d'infirmier –.

J'ai donc travaillé essentiellement seul. Après avoir assisté aux cours, il fallait bien évidemment essayer de les comprendre, puis les apprendre et idéalement effectuer des exercices mobilisant les connaissances ainsi acquises. Je travaillais au départ chez moi, mais j'ai réalisé très vite que je ne supportais pas de travailler la plupart du temps face à un mur, ou d'être tout seul. Les bibliothèques de quartier, puis la BNF[9] devinrent les lieux où je passais l'essentiel de mes journées.

J'avais néanmoins pu développer une camaraderie avec d'autres étudiants. Céline, qui visiblement se sentait plus à

---

[9] Bibliothèque Nationale de France

l'aise avec des personnes plus âgées, devint une camarade d'études, très sympathique. Loin de me tenir à distance, elle m'interrogeait sur telle ou telle notion vue en cours, quelques jours avant et je constatais malheureusement que ce qui me semblait acquis, était loin de l'être. Sans ses encouragements, je ne suis pas sûr que j'aurais suivi ce chemin jusqu'au bout.

Les résultats du premier quadrimestre étaient « mauvais » pour moi sans être désespérants : j'avais obtenu une moyenne de 8 sur 20. C'était dur, eu égard à tout le travail fourni, mais compte tenu de mon « imperméabilité » à la physique et à la chimie, j'avais limité la casse. Ces notes comptaient pour quarante pour cent du résultat final. Il fallait donc que j'aie des meilleures notes dans les autres matières, tout en sachant qu'elles m'intéressaient nettement plus (anatomie, biologie de la reproduction, sciences humaines et sociales…).

Paradoxalement le professeur de chimie organique (j'ai eu un résultat exécrable dans sa matière) fut aidant humainement. Il nous dit à la fin de son dernier cours « n'abandonnez jamais, donnez tout, jusqu'à la fin de la dernière minute de la dernière épreuve ». C'est avec cette mentalité que je me suis accroché et que j'ai finalement réussi à emporter le morceau. Comme quoi, le salut ne vient pas toujours du côté où on l'attendait.

Les résultats du deuxième quadrimestre tombèrent alors que j'étais parti travailler en Guyane comme infirmier pendant les vacances universitaires. J'avais obtenu 101 points sur 200 : pari tenu, je serai médecin !

Se financer

Une polémique récente laissait entendre, que les études de médecine étaient financées par l'État. Cela est juste, au même titre que pour n'importe quelles autres études universitaires, comme le Droit, l'Histoire ou les Lettres Modernes. Le montant de la scolarité demandé, pour l'inscription en faculté de Médecine, est effectivement bien en deçà du coup réel de formation pour chaque étudiant. Plus tard dans le cursus, les Externes et les Internes des hôpitaux remboursent leur « dette » en travaillant avec un salaire bien en dessous du marché, mais j'y reviendrai.

L'accès à la scolarité est une chose, mais se loger et se nourrir en sont d'autres. D'autant qu'en entreprenant des études à temps plein, je ne pouvais évidemment plus travailler en parallèle. J'avais constitué quelques réserves financières, lorsque je travaillais comme infirmier de bloc opératoire. Non pas que le salaire fut mirobolant, mais il m'arrivait d'effectuer jusqu'à vingt-cinq heures supplémentaires par semaine.

Mon père m'avait dit avec justesse, que toute la carrière professionnelle était bâtie sur ce que l'on avait fait avant l'âge de vingt-cinq ans. Faire des études en France après cet âge relève du parcours du combattant, ce qui explique sans doute que si peu de personnes reprennent des formations longues, au cours de leur carrière. Ne pas respecter cette règle, équivalait à se placer d'emblée à contre-courant de l'ordre social. J'étais trop vieux pour bénéficier de la carte Imagin'R de la RATP. De la même façon je n'avais pas droit aux aides au logement, ayant plus de vingt-six ans et n'étant pas demandeur d'emploi. Je devais donc réduire drastiquement mon train de vie et trouver des sources de revenus.

J'appris qu'il existait une allocation de reprise d'études dispensée par le CROUS[10], destinée à des personnes de plus de vingt-cinq ans, désireuses de reprendre une formation. Cette « bourse », si elle était accordée, équivalait à trois mille deux cents euros par an. Ce n'était pas le bout du monde, mais ça allait déjà me payer une partie de mon loyer. J'eus la chance d'en bénéficier en première, deuxième et troisième année. En quatrième année, l'assistante sociale qui avait suivi mon dossier, avait malheureusement été nommée dans une autre institution.

Celle qui lui succéda, jugea vraisemblablement que je n'avais pas l'air suffisamment malheureux et boycotta mon dossier en me renvoyant à une demande d'aide familiale (j'avais vingt-neuf ans), pour financer la suite de mes études.

Je trouvais cela particulièrement dur, puisque j'avais réussi tous mes examens du premier coup, ce qui était la règle pour que l'allocation soit renouvelée. Cela rendait la poursuite de cette reprise d'études plus hasardeuse à un moment où son financement devenait plus problématique.

Je pouvais néanmoins me féliciter de ne pas être tombé sur elle en première année. Le hasard de la vie a fait que la première assistante sociale qui m'avait reçu, est devenue ma patiente. Elle m'a récemment expliqué que l'attitude de sa collègue n'était pas justifiée par la loi, alors même que des bourses pouvaient être accordées à des personnes vivant en couple et dont le conjoint avait des revenus (j'étais à l'époque célibataire).

Je retentai ma chance en sixième année, après avoir demandé à être reçu par une autre assistante sociale et je pus bénéficier une dernière fois de cette allocation salvatrice.

---

[10] Centre Régional des Œuvres Universitaires et Scolaires

J'ai par ailleurs rapidement travaillé comme infirmier intérimaire, dès la fin de la première année et jusqu'à la reprise des cours de deuxième année, puis un à deux jours par semaine en deuxième et troisième année, et une fois l'ECN[11] passé, jusqu'au début de mon premier semestre d'Internat.

En étant Externe je devenais salarié de l'AP-HP[12] (cent cinquante euros par mois quand même !), mais surtout mes vacances se réduisaient maintenant à cinq semaines par an. Les journées commençaient par un stage hospitalier, se poursuivaient par des cours à la fac et les soirées étaient occupées à travailler à la bibliothèque universitaire ou par des conférences de préparation de l'ECN. Impossible donc de caser un travail, à l'exception des week-ends et des nuits. Même si nécessité fait loi, je me sentais incapable de m'engager sur un tel chemin.

Je n'ai donc pas eu le choix et j'ai dû me tourner vers le soutien parental pendant deux ans et demi. Ma mère m'informa cependant en sixième année que l'aide apportée se ferait désormais sous la forme d'un prêt.

J'ai donc terminé ma scolarité avec un emprunt familial de quelques milliers d'euros, que j'ai remboursé pendant l'Internat.

---

[11] Examen Classant National

[12] Assistance Publique des Hôpitaux de Paris

Intermède guyanais

Les épreuves de fin de première année, s'étaient achevées le quinze mai et la rentrée de deuxième année aurait lieu vers le vingt septembre. J'étais dispensé, étant titulaire du Diplôme d'État d'Infirmier, d'effectuer le stage infirmier de fin de première année. Cela me laissait donc disponible près de quatre mois.

J'avais entendu parler d'un cabinet de recrutement qui proposait des contrats en Outre-mer, sur des périodes de quelques mois. Le billet d'avion était pris en charge et une aide au logement était donnée par les établissements clients du cabinet. Je louchais sur la Réunion et les Antilles françaises. Les places étaient déjà prises mais la Guyane recherchait de nombreux infirmiers. Ma double compétence en soins intensifs et au bloc opératoire les intéressa et je travaillais initialement aux Urgences puis au Bloc opératoire du CMCK[13].

Je me rappelle la moiteur étouffante, que je ressentis dès l'atterrissage à Cayenne. Le taux d'humidité approchait les cent pour cent et avait pour conséquence, l'apparition de très larges moisissures sur les bâtiments construits en béton. Les murs étaient cloqués et s'effritaient. Ils prenaient en plus une couleur brun-noir, du plus mauvais effet. Les maisons construites en bois imputrescible, gardaient en revanche fière allure. La température avoisinait les trente-six degrés Celsius, le soleil se levait tous les jours vers six heures du matin et se couchait vers dix-huit heures trente.

---

[13] Centre Médico Chirurgical de Kourou

Nous étions à l'équateur, ce qui signifiait à peu de choses près, la même saison, toute l'année.

Kourou, ville située à soixante kilomètres de Cayenne, était très contrastée. Le centre spatial guyanais, le régiment de légionnaires et les maisons des « Métros[14] » réalisaient un ensemble assez propret. Quelques centaines de mètres plus loin, débutait le village Saramaca et nous avions alors le sentiment de changer de continent. Les maisons n'étaient plus construites en briques, mais avec des parpaings laissés à nu, des planches et des plaques de tôle ondulée. Les rues n'étaient plus bitumées : j'avais l'impression de retrouver l'Afrique. De fait les Saramaca étaient les descendants des esclaves déportés d'Afrique dans cette région et qui avaient fui les plantations auxquelles ils avaient été vendus.

Au fur et à mesure de mon séjour en Guyane, je découvrais à quel point les habitants de cette terre formaient une sorte de « kaléidoscope » géographique et culturel. Aux « Métros » et aux Saramaca déjà évoqués, s'ajoutaient les populations amérindiennes, les Hmong du Laos, les Antillais, les Chinois et tous les habitants illégaux venus du Brésil, du Suriname ou du Guyana voisins.

Chaque communauté s'était approprié un territoire et l'avait façonné en fonction de sa culture d'origine. Il était par exemple saisissant de se rendre à Cacao ou à Javouhey, des villages occupés par les communautés laotiennes. Elles avaient défriché la forêt et aménagé des rizières, fait pousser des fruits et des légumes asiatiques, métamorphosant le paysage et donnant au visiteur la sensation de changer de pays. À force de travail, les Hmong avaient acquis le monopole de la culture – et de la vente – des fruits et légumes sur tout le littoral guyanais.

La visite d'Awala-Yalimapo, à l'embouchure du fleuve Maroni, nous ramenait en Amérique du Sud, c'était en effet là où vivaient les Amérindiens. Ce village était aussi connu

---

[14] Métropolitains

car de gigantesques tortues Luth, revenaient pondre sur sa plage chaque année. J'assistais une nuit au travail acharné, que fournissaient les mères tortues pour enfouir très profondément leurs œufs, afin de les rendre hors de portée de tous les prédateurs qui en étaient friands. Charme local, je dormis dans un gigantesque hamac, qui avait comme avantage d'empêcher tous les insectes qui ne manquaient pas de grouiller sur le sol, de venir me tenir compagnie pour la nuit.

Mais la Guyane, c'était aussi l'ancienne terre du bagne français. Au large de Kourou se situaient les îles du Salut, qui devaient leur nom au refuge qu'elles avaient apporté aux colons décimés par la fièvre jaune sur le continent. Ce nom pouvait sembler cruel, quand on sait qu'elles furent un des principaux sites du bagne guyanais.

Sur l'île Royale, le bureau du directeur avait été aménagé en musée. À Saint Joseph en revanche, rien n'avait été fait pour préserver les vestiges des cellules des bagnards. L'humidité, la chaleur, les pluies tropicales, venaient peu à peu à bout des bâtiments qui témoignaient de ce sinistre héritage. L'île du Diable, où Alfred Dreyfus fut enfermé près de trois ans, était en revanche inaccessible aux visiteurs.

L'être humain a la mémoire courte : se rendre aux îles du Salut était comme une forme de récréation pour nous. St Joseph est en effet doté d'une plage où poussent de nombreux cocotiers. Cela apparaissait comme un lieu privilégié, qui nous changeait de l'étouffante forêt amazonienne, qui recouvre la quasi-totalité du territoire guyanais, et des plages peu avenantes du littoral. Celles-ci étaient en effet jonchées d'arbres morts, l'eau était saumâtre et inquiétante (nous sentions beaucoup de « vies » s'agiter autour de nous, si nous mettions les pieds dans l'eau tout en étant incapables d'identifier à quel genre de compagnons nous avions affaire). Enfin il fallait absolument éviter de marcher pieds nus sur le sable, celui-ci étant rempli de parasites et notamment de vers à chien, dont il était très difficile de se débarrasser, une fois infesté.

J'habitais en colocation avec deux infirmières qui travaillaient également au CMCK. Cela permettait de diminuer fortement le coût de notre hébergement et aussi de ne pas nous sentir isolés sur une terre inconnue, à près de sept mille kilomètres de Paris. Un autre avantage de cette cohabitation était qu'il nous était facile d'organiser des soirées entre « saisonniers » et que la plupart de nos week-ends étant planifiés, nous pouvions explorer les sites d'intérêt qui nous avaient été signalés.

Nous nous rendîmes pour commencer au Centre Spatial pour une visite de circonstance. Il aurait quand même été étonnant de quitter la Guyane sans y être allé. Nous avions malheureusement raté un décollage de fusée, qui avait eu lieu quelques jours avant notre arrivée. Le site était encore plus saisissant lorsqu'il était appréhendé dans son écrin de verdure. Les installations apparaissaient comme surréalistes, au milieu de la forêt primaire amazonienne. Une courte randonnée dans ladite forêt nous faisait alors prendre conscience du vertigineux contraste qui existait entre ces deux univers.

Parmi les infirmiers saisonniers, certains avaient des amis affectés à l'hôpital de Saint Laurent du Maroni. Celui-ci était notamment connu pour sa maternité à l'activité débordante. La ville de St Laurent était séparée du Suriname – le pays voisin – par le fleuve Maroni. Malgré la présence renforcée des gendarmes, les Surinamais traversaient sans mal et sans papiers cette frontière naturelle. La France pratiquant alors le Droit du Sol, tout enfant né à cette époque sur un territoire français, en acquérait automatiquement la nationalité. De nombreuses femmes surinamaises ou en provenance du Guyana venaient accoucher à St Laurent, pour tenter de donner un avenir meilleur à leur enfant.

Il était en revanche fortement déconseillé à un Français de se rendre sans visa au Suriname. Il risquait alors la prison, laquelle n'avait pas vraiment joyeuse réputation. Obtenir son visa était néanmoins un parcours du combattant : l'ambassade du Suriname était à Cayenne, à deux cent soixante kilomètres de Saint Laurent. Il fallait donc aller chercher le précieux sésame à Cayenne avant de se diriger vers la frontière surinamaise. Un de nos camarades en poste à Saint Laurent prit cependant le risque de traverser sans visa, alors que nous étions sagement allés chercher les nôtres à Cayenne. Nous ne fûmes heureusement pas contrôlés et je crois que j'étais paradoxalement plus stressé que lui, à chaque fois que nous croisions un policier.

À Paramaribo, la capitale surinamaise, la plupart des bâtiments étaient des immeubles ou des maisons en bois de style néerlandais. Le Suriname était en effet une ancienne colonie de la Hollande. Une soirée au casino, et quelques boîtes de nuit plus tard, nous rentrâmes au petit matin à notre hôtel. C'est la tête lourde que nous reprîmes la route quelques heures après : nous devions être de retour à Kourou le lendemain pour reprendre le travail.

À l'occasion d'une autre excursion, en pleine forêt amazonienne, nous avons pris conscience de l'un des fléaux qui abîme la Guyane : la pratique sauvage de l'orpaillage. En route pour aller nous rafraîchir au bord d'une cascade située à une vingtaine de kilomètres d'Iracoubo, nous croisions çà et là des clairières défrichées, de part et d'autre de la piste. Des fûts laissés à l'abandon offraient un témoignage affligeant : une fois leur forfait accompli, les orpailleurs laissaient sur place les produits chimiques qu'ils avaient utilisés, pour extraire l'or de la roche. Ces produits étaient à l'origine d'une pollution durable des sols et des cours d'eau aux alentours.

Un autre problème de la Guyane concernait le trafic de drogue. L'aéroport de Cayenne était une plaque tournante pour le trafic de stupéfiants, où de nombreuses « mules » tentaient de rejoindre Paris avec leur « précieux » chargement. La drogue était d'ailleurs à la source de nombreux conflits, notamment en termes de territoires d'influence pour les dealers et les trafiquants. Je découvris à Kourou, les premières victimes du Crack, cette drogue réputée addictive dès la première prise.

Je retrouvais des situations que je pensais avoir laissées derrière moi, en quittant l'Afrique. Nous avons opéré en urgence absolue, un homme du village Saramaca, qui avait été blessé par de nombreux coups de machette. Trafiquant de drogue, il s'était rendu en « territoire ennemi ». Parce qu'ils l'avaient rapidement identifié, ses concurrents s'en étaient pris à lui très violemment.

En dépit des quelques facettes que j'ai pu apercevoir, le territoire guyanais me restait inconnu. La quasi-totalité de la population vivait sur le littoral, alors que celui-ci représente à peine deux pour cent de la surface du département. Des villes comme Saül, Papaïchton ou Maripasoula, sont perdues dans la profondeur de la forêt amazonienne et ne sont accessibles qu'après plusieurs jours de pirogue. Elles ont donc gardé pour moi tout leur mystère.

Si la Guyane n'était pas la destination la plus « confortable », j'étais néanmoins content. Après trois mois de travail, j'avais pu également me dépayser et faire des économies substantielles, en vue de la deuxième année de médecine. Même si beaucoup de produits métropolitains étaient importés par avion et participaient de ce fait à la « vie chère », celle-ci était compensée par une majoration de quarante pour cent des salaires. En vivant simplement et en consommant essentiellement des produits locaux, j'étais arrivé à être particulièrement économe.

Outre les aspects « dépaysants » de ce séjour en Guyane, des éléments « signifiants » importants, furent aussi mis en avant. Tout d'abord il n'avait pas échappé aux médecins de Kourou, qui cherchaient à recruter durablement du personnel pour leur centre médical, que mon parcours divergeait de ceux des infirmiers avec lesquels ils avaient l'habitude de collaborer. Vanessa, une infirmière anesthésiste avec qui j'avais travaillé à Paris et qui voyageait volontiers dans les DOM[15] se chargea de me faire la commission : ces médecins n'appréciaient pas du tout qu'une entorse[16] puisse être faite au sacro-saint concours de première année de médecine, fusse-t-elle inscrite dans la loi.

Pour autant, le principal chirurgien avec qui je travaillais, me dit sentencieusement : « c'est fini infirmier, maintenant, tu vas être médecin ! ». Les choses n'étaient pas aussi simples et je savais bien, que quitter le métier d'infirmier était une chose, mais que devenir médecin en était une tout autre. Sans parler du fait, que j'allais avoir besoin d'exercer ce métier d'infirmier encore longtemps pour financer mes études de médecine. Ce propos mettait surtout en scène, l'esprit de caste très puissant qui existait entre ces deux professions. On était d'un bord ou de l'autre. Passer de l'un à l'autre mettait en exergue un tabou.

Si le fait de m'être réinscrit en médecine m'avait fait apparaître comme un « doux dingue » auprès de mes collègues infirmiers, la nouvelle de mon admission changea un peu la donne. Ils interrogeaient ma motivation : quel était mon but ? La profession infirmière n'était-elle pas assez bien pour moi ?

---

[15] Département d'Outre-Mer

[16] En étant admis en deuxième année avec l'obtention de la moyenne et non avec un rang de classement suffisant au concours

Je tentais d'expliquer que je trouvais regrettable l'absence de croissance « verticale » du métier d'infirmier et que je souhaitais développer d'autres compétences au cours de ma carrière.

Si je comprenais que je n'étais pas forcément le bienvenu chez les médecins, le fait que je quitte le port d'attache de la profession infirmière, était un petit peu vécu comme une trahison par mes collègues. Bien que je ne les aie pas entendus directement, cela « jasait » dès que j'avais le dos tourné.

*

L'esprit de ce type de contrat Outre-mer, était d'allier un côté « fun » à l'exercice professionnel : faire la fête autant qu'on le pouvait, découvrir de nouveaux horizons, tout en étant assez royalement payés par rapport à notre niveau de rémunération habituel. Les trois mois s'étaient achevés, nous étions mi-septembre, la rentrée universitaire avait lieu dix jours après. Il était temps pour moi de regagner Paris.

Parameds are not dead

J'avais encore de la peine à le réaliser, mais j'y étais arrivé : j'étais maintenant en deuxième année de médecine, comme cinq autres paramédicaux. Les rescapés de la première année étaient respectivement un psychomotricien, deux infirmiers, deux manipulateurs en électroradiologie et un kinésithérapeute. La pression de la première année avait cependant bien fait son effet : sur les quarante inscrits paramédicaux en première année, seuls six avaient été sélectionnés, et deux avaient même été classés au concours – les autres ayant obtenu plus de la moyenne –. Nos différences de situations étaient cependant manifestes : certains allaient devoir continuer à travailler, pendant que d'autres avaient réussi à convaincre leur conjoint(e) de financer leurs études avant d'envisager un renversement de situation plus tardif. Un dernier avait même réussi à convaincre ses employeurs de le licencier et il allait toucher des allocations chômage pendant deux ans – avec l'aide de sa conseillère pôle emploi –. En rentrant de mission humanitaire où j'avais le statut de volontaire, je n'eus pas cette chance.

Il y avait cependant comme un léger hiatus : nous avions entre vingt-cinq et vingt-sept ans et les autres étudiants en avaient dix-neuf ou vingt, quelquefois dix-huit lorsqu'ils avaient obtenu leur bac avec une année d'avance.

J'étais à la fois très heureux et en même temps désemparé. Je ne trouvais au départ pas grand-chose à dire aux étudiants plus jeunes que moi et pour être tout à fait honnête, eux non plus. J'étais un « paramed » ou un « vieux ».

Au WEI[17], je voulais ne pas tenir compte de ce fossé. J'avais un grand besoin de faire la fête et de me lâcher – ce que je fis avec beaucoup d'entrain – comme j'avais pu le faire avec des amis ou des collègues infirmiers, mais les huit ans qui me séparaient des autres étudiants, créaient une barrière invisible. Je vis d'ailleurs les autres paramédicaux rester sagement en retrait alors que je ne ménageais pas ma peine, pour m'intégrer, en participant à différentes activités plus intellectuelles les unes que les autres. Mes camarades plus jeunes se demandaient au début s'il s'agissait de lard ou du cochon, mais ne firent pas plus de manières pour que je sois de la partie. J'expérimentais ce que j'aurais voulu faire huit ans avant, mais le temps était passé. Il y avait donc quelque chose de pas tout à fait « juste » dans ce que j'étais en train de vivre. D'un autre côté, je savais que si je voulais faire partie du lot des étudiants, j'allais devoir travailler mes facultés d'adaptation, pour « survivre » dans mon nouveau milieu.

*

Les motivations à faire médecine étaient pour le moins contrastées. Comme je le découvrirai peu à peu Saint-Antoine était une faculté « élitiste » qui était en compétition avec les autres facultés parisiennes pour essayer de placer le plus d'étudiants dans les mille premiers à l'ECN[18]. Quelqu'un qui se préoccupait de médecine humanitaire, apparaissait un peu comme un hurluberlu ou un extraterrestre. D'un autre côté, cela offrait un côté rassurant : au moins je n'allais pas être un concurrent à abattre dans la guerre sans merci pour les places de spécialités.

---

[17] Week-End d'Intégration
[18] Examen Classant National

Ce fut à cette époque, que L., étudiante qui avait été reçue dans le début du classement de première année, doucha sentencieusement mon futur professionnel : « oui un infirmier qui fait médecine, c'est très courageux, mais tu ne seras jamais un grand médecin ». Au-delà de la bêtise de cette remarque, cette question résonne toujours en moi. Un grand médecin, qu'est-ce que c'est ? Un grand Spécialiste universitaire épris d'humanité [19] ? Un médecin particulièrement bien payé, au carnet de rendez-vous plein six mois à l'avance ? Un habitué des plateaux de télévision, invité pour disserter de médecine et de bien d'autres sujets ?

Rétrospectivement, je n'ai pas fait de carrière universitaire, je ne suis ni Cardiologue, ni Chirurgien mais j'ai le sentiment d'exercer une profession riche et intéressante. Et même si je ne pratique pas la spécialité la plus en vue socialement, c'est celle dont la société semble le plus manquer ces derniers temps, alors j'assume…

La deuxième année ne me parut paradoxalement pas beaucoup moins difficile que la première. Elle n'avait évidemment pas de caractère éliminatoire, mais il fallait néanmoins obtenir la moyenne aux différents examens. J'aurais sans doute mieux fait de me la couler douce, mais j'avais une revanche à prendre : j'avais accédé sur le fil à la deuxième année et je voulais me prouver que j'avais bien ma place dans cet amphithéâtre.

Je suis donc allé assister aux cours, et j'ai continué à travailler beaucoup, quand d'autres se relâchaient clairement en prévision de la suite des études. J'ai obtenu plus de treize de moyenne générale sur l'année, ce qui compte tenu du niveau de difficulté et de la sévérité des notations était tout à fait appréciable. Je tentais également d'apprendre, ce qui constitue une grande difficulté des

---

[19] Définition du « médecin idéal » donnée par les étudiants de deuxième année dans l'étude de la DREES : de faire médecine à faire de la médecine.

études de médecine, à structurer les connaissances que j'avais acquises. Parmi l'océan des informations délivrées, il fallait arriver à en extraire un canevas, non seulement pour valider les nombreux examens mais aussi pour essayer d'en garder une trace pour la préparation de l'ECN, mais aussi plus prosaïquement pour l'exercice de mon futur métier.

D'autant plus qu'au fur et à mesure de la formation, de nouveaux paliers de difficulté s'ajoutaient progressivement : stage le matin, gardes, conférences de préparation à l'ECN, tout en gardant le même volume de connaissances à apprendre.

Il était proposé en deuxième année aux étudiants désireux de faire une carrière dans la recherche, d'intégrer – en plus des cours de médecine – l'école de l'INSERM[20]. Je savais que c'était hors de portée pour moi, mais fort de mon expérience africaine, je me renseignais sur la possibilité de faire partie d'une équipe de recherche travaillant sur le paludisme. J'allais toquer à la porte de la directrice de recherche qui me reçut très gentiment. Elle me dit d'aller voir le président de l'université – qui était très sympathique, selon ses dires – pour qu'il m'aide à aménager mon emploi du temps. Je n'y suis pas allé… Ai-je manqué de courage ?

Je pense surtout que nous ne venions pas du même monde et que ce qui lui apparaissait d'une simplicité enfantine, était pour moi inaccessible.

Signe de ma redescente sur terre, mes réserves financières s'épuisaient et il fallait que je retourne travailler comme infirmier.

---

[20] Institut National de la Santé et de la Recherche Médicale

(Més)aventures corses

J'avais par chance réussi à valider mes examens à la première session, ce qui me dégageait l'été pour travailler. J'avais recontacté le cabinet de placement d'infirmiers avec lequel j'étais parti l'année précédente en Guyane, mais je disposais d'un peu moins de temps et les billets d'avion coûtant cher, leurs clients ne souhaitaient pas les financer pour des contrats qu'ils estimaient trop courts.

Le cabinet me proposa cependant un contrat de remplacement pour deux mois dans une clinique psychiatrique en Corse à Luri. Cela apportait un côté vacances, les horaires de nuit proposés permettaient d'avoir plus de jours de repos et ils prenaient en charge le billet d'avion et un logement pour quinze jours. Ils devaient également m'aider à trouver un logement « abordable » pour le reste du contrat.

L'établissement situé sur le Cap corse, était à trois kilomètres à pied des plages. La responsable que j'avais eue au téléphone m'avait précisé qu'il serait quand même plus pratique que je dispose d'un véhicule. Je n'en avais pas à l'époque et je ne comptais pas en louer. L'idée était de gagner de l'argent, pas d'en dépenser.

Je pensais donc me déplacer à pied ou en faisant de l'autostop le cas échéant, si je souhaitais me rendre dans la ville la plus proche à savoir Bastia. Je n'avais pas non plus mesuré que je serai cette fois-ci seul vacataire, parmi des collègues travaillant-là de manière fixe. Le dernier point était que même si j'avais fait mes études dans un IFSI[21]

[21] Institut de Formation en Soins Infirmiers

fortement orienté sur la Psychiatrie (j'ai effectué cinq stages dans cette discipline en trois ans), je n'avais jamais véritablement travaillé dans ce domaine. Dernière chose et non des moindres, j'étais un « pinzutu[22] », qui plus est parisien.

La clinique accueillait des patients en hospitalisation libre, c'est-à-dire des personnes souffrant de troubles de l'humeur (manie, dépression) ou de troubles plus profonds de la personnalité mais sans caractère de dangerosité. Du moins sur le papier. J'assurais la garde de nuit avec une aide-soignante qui, soit travaillait de manière permanente dans l'établissement, soit était élève-infirmière (elle finançait sa formation de la même manière que moi). J'étais chargé de la distribution des médicaments et d'effectuer des entretiens infirmiers avec les patients insomniaques qui avaient besoin de venir parler de leurs angoisses.

Un soir à trois heures du matin, un résident était venu me demander avec insistance de lui ouvrir la cuisine afin qu'il puisse réaliser une préparation qui lui permettrait de conjurer l'ochju[23]. Le même, quelques nuits plus tard, me racontait ses séjours en prison comme militant indépendantiste. Ma collègue à qui je parlais de l'entretien me dit qu'il était connu pour être un affabulateur de premier ordre. Ces récits faisaient cependant très couleur locale.

Au bar du village trônait au-dessus du comptoir un grand portrait d'Yvan Colonna, visiblement considéré ici comme un « héros indépendantiste ». Luri avait d'ailleurs été récemment le théâtre de jets de cocktail Molotov sur la gendarmerie[24], après l'arrestation de deux jeunes qui conduisaient sans permis. Les nationalistes corses, jugeant insupportable l'intervention des gendarmes,

---

[22] Français du continent

[23] Le mauvais œil

[24] Luri : le coup monté des nationalistes https://www.leparisien.fr/faits-divers/luri-le-coup-monte-des-nationalistes-16-09-2003-2004393403.php

étaient venus manifester violemment leur mécontentement.

Je tentais de lier connaissance, voyant un grand nombre de boulistes jouer avec entrain. Je demandais alors au barman, « vous croyez que je peux jouer aux boules ? », sous-entendu, « est-ce que vous pouvez me présenter pour que je joue avec eux » ? Il me répondit alors que « oui, vous pouvez tout à fait jouer aux boules sur le terrain qui est là-bas. » Celui-ci était évidemment désert. Bien tenté, mais c'était complètement raté !

Nous accueillions aussi quelques patients au retour d'une hospitalisation en secteur fermé, qui « allaient mieux », mais dont la santé ne permettait pas de regagner leur domicile. Certains de ces transferts étaient pour le moins discutables. Je me souviens d'un patient agité qui tapait violemment sur la porte de sa chambre. Malgré un long temps de discussion avec lui, cela n'avait pas permis de le calmer. J'avais appelé le Psychiatre de garde en lui demandant une prescription de sédatif. Très irrité que je l'aie dérangé dans son début de nuit, il m'avait répondu qu'il s'agissait d'un simple problème relationnel, pour lequel il ne prescrirait pas de nouveau traitement. « Vous n'avez qu'à discuter, lui proposer une cigarette... » m'avait-il dit. J'avais trouvé sa réponse particulièrement désinvolte.

Heureusement l'aide-soignante avec qui je faisais équipe connaissait ce patient et avait pu prendre le relais pendant que je continuais mon travail auprès des autres pensionnaires de la clinique. À force de patience, elle avait fini par réussir à l'apaiser. Un accident aurait néanmoins pu arriver. J'eus droit à un mot d'excuse le lendemain par le biais du Cadre infirmier, sans que j'arrive bien à savoir si le Psychiatre avait réalisé qu'il avait été trop loin ou qu'il avait appris que j'étais étudiant en médecine et qu'il s'en voulait d'avoir parlé ainsi à un futur confrère.

Les choses commencèrent à se compliquer quand, au bout de dix jours, le Cadre infirmier chargé de m'aider à trouver un logement pour le reste de mon contrat (je devais rester deux mois) me dit qu'il n'avait rien à me proposer hormis des logements touristiques à plus de cinq cents euros la semaine. Je lui fis savoir que c'était plus que mon salaire et que je n'étais pas là en touriste, mais bien pour gagner de l'argent. Cela ne plut pas au gérant de l'établissement, qui me dit sur un ton extrêmement désagréable : « vous venez en Corse et vous vous attendez à ce que tout vous soit servi sur un plateau ». Je lui répondis que c'était bien eux qui m'avaient fait venir et que s'ils souhaitaient que je reste, je devais pouvoir trouver un logement à un prix décent, faute de quoi, je rentrerais à Paris. Il raccrocha sans décolérer. J'entrevis alors la situation où je devrais rentrer par mes propres moyens à l'aéroport, sans paye et avec mes billets d'avion non remboursés.

Qu'étais-je donc allé faire dans cette galère aurait dit Géronte[25] ? Deux jours après la conversation houleuse avec le gérant de la clinique, le Cadre infirmier revenait vers moi en me proposant un grand deux pièces dans un village voisin pour trois cents euros par mois. Marché conclu, je restais ! Le village en question – Castello – était à trois kilomètres au-dessus de la clinique et les faire à pied, notamment en sortant d'une nuit de travail, risquait d'être éprouvant. La gentille élève infirmière avec qui j'étais en binôme me proposa de me prêter un VTT[26] jusqu'à la fin de mon contrat. Cela allait me faciliter grandement la vie. La montée de la côte au petit matin fut néanmoins épique à plus d'une occasion.

[25] Molière, les Fourberies de Scapin, Acte II, scène 7
[26] Vélo Tout Terrain

« Allez ! Encore quelques coups de pédale et je pourrai rejoindre mon lit. »

Le VTT me permit aussi d'élargir notablement mon périmètre de déplacement autour de mon logement. Le Cap corse qui mesure douze kilomètres de large au niveau de Luri, n'en est pas moins montagneux. Je m'égarais avec délectation dans les sentiers pierreux, sur des routes abandonnées où je croisais des hardes de cochons laissées en liberté par leur propriétaire. Je franchissais, épuisé mais heureux, la ligne de crête qui me ramenait sur le bon versant de la montagne après m'être perdu dans mes explorations.

J'apercevais alors d'un côté l'île d'Elbe et en me retournant j'embrassais la baie de Saint Florent et le désert des Agriates. Les quinze premiers jours de travail m'avaient permis d'emprunter tous les sentiers de randonnée pédestre environnants. J'avais depuis longtemps abandonné les bords de route pour le maquis, même si je craignais de rencontrer un animal sauvage que le bruit de mes pas n'aurait pas fait fuir. Après la plage de Luri, je découvris celle de Méria, beaucoup plus lointaine, mais qui était plus agréable à mon goût. Il fallait néanmoins garder des forces pour faire l'heure et demie de marche qui me ramènerait chez moi, une fois la baignade terminée.

Non loin de Castello, coulait le Furcone, un ruisseau dont le cours était parsemé de piscines naturelles. Cet endroit était connu uniquement des Corses. Même s'il m'avait été indiqué par ma logeuse, je compris qu'il fallait que je m'y fasse discret. J'eus cependant l'imprudence de l'indiquer à une sympathique conductrice qui m'avait pris en autostop pour aller à Bastia. Je la recroisai quelques jours après, dépitée et furieuse car, s'étant garée sur un parking à proximité du Furcone, elle avait retrouvé la carrosserie de sa voiture de location entièrement rayée avec une clé. Quelqu'un du cru n'avait visiblement pas du tout apprécié sa visite, dans ce qu'il considérait faire partie de son patrimoine exclusif. De mon côté je constatai un matin que je n'avais plus d'eau. Après l'inspection du logement et après avoir frappé chez ma bailleuse chez qui tout fonctionnait normalement, je sortis et j'inspectai l'extérieur de l'immeuble. Je découvris que le robinet qui alimentait mon appartement avait été fermé. Décidément, les étrangers n'étaient pas les bienvenus !

Marie, aide-soignante de la clinique, s'était cependant émue de l'accueil peu amène que je recevais et avait essayé de me montrer une facette des Corses un peu plus sympathique. Elle m'invita une première fois à la rejoindre avec son mari à un concert de polyphonies corses dans une petite église avoisinante. Au vu de la solennité de l'ambiance et de la ferveur avec laquelle l'assemblée reprit le « dio vi salvi regina[27] », je me demandai si je n'avais pas été invité à une réunion d'indépendantistes. Marie possédait par ailleurs des chevaux et me proposa très généreusement de m'emmener en balade dans les environs. C'est son mari qui se chargea de la promenade et ce fut sans doute la plus belle sortie à cheval que je n'aie jamais faite. Après trois heures dans le maquis, sur des chemins escarpés de montagne, avec des vues à couper le souffle sur les villages environnants, je rentrai fourbu et heureux.

Lors de ma dernière quinzaine de travail, frustré de ne pas être beaucoup sorti du Cap corse, je finis par louer une voiture. J'allais à la découverte de Corte, Porto Vecchio et Bonifacio. Je ne m'arrêtais plus. Je craignais cependant que ma voiture de location ne soit dégradée, car identifiée comme appartenant à un pinzutu. Je disposais donc l'affichette suivante, lorsque je la garais à

---

[27] Hymne corse

Castello : « cette voiture est louée par BS, infirmier de nuit remplaçant à la clinique du Cap, gérée par M Z. ».

J'en parlais à des collègues qui me dirent que j'avais bien fait de m'identifier ainsi. « Je rentre en France », dis-je avec un brin de provocation, à la fin de mon contrat. « Bon retour sur le continent » me répondit-on laconiquement. La rentrée se profilait de nouveau, la troisième année m'attendait.

EIS[28]

Malgré les économies réalisées grâce au travail pendant les vacances universitaires d'été et l'attribution une nouvelle fois de l'allocation de reprise d'études du CROUS, cela ne suffisait pas pour boucler mon budget de deuxième et de troisième année. J'ai donc cherché rapidement à travailler à temps-partiel, dans des horaires compatibles avec mes cours, en évitant les week-ends et les nuits. Pendant ces deux années, j'allais travailler certains jours où il y avait cours et il fallait que je les rattrape auprès d'autres étudiants. Céline, camarade de promotion dévouée et avec qui je suis resté ami, m'aida à de nombreuses reprises et je lui en suis toujours gré.

Les choses se corsèrent en troisième année puisque j'étais censé aller trois demi-journées par semaine à l'hôpital, essentiellement d'ailleurs pour un stage d'observation. De nombreux étudiants n'y allaient pour ainsi dire jamais, les brochettes d'étudiants hospitaliers que nous étions, semblant souvent plus gêner les équipes soignantes qu'autre chose. De temps en temps, un(e) gentil(le) chef(fe) de clinique nous recevait dans un bureau pour un cours en petit comité.

Ces stages faisaient néanmoins l'objet d'une validation par le chef de service et étaient nécessaires pour intégrer l'année universitaire supérieure. Je n'avais pas l'aplomb ni l'insolence d'un de mes camarades de promotion qui, au chef de service qui lui faisait remarquer qu'il ne l'avait pas

---

[28] Express Intérim Service

beaucoup vu en stage, lui avait répondu que lui non plus ne l'avait pas croisé souvent dans le service…

Je pris mon courage à deux mains et je décidai d'aller rencontrer la responsable de l'enseignement de troisième année, pour lui faire part de ma situation. Bien qu'un peu circonspecte au départ, elle accepta de m'établir un sauf-conduit à destination des chefs de service où j'étais en stage, m'autorisant à aller travailler comme infirmier, deux jours par semaine.

Le temps passé dans les études médicales m'éloignait de ma pratique infirmière et je me rendais bien compte que le message, consistant à dire que j'avais perdu la main, sous prétexte que j'étais en fac de médecine ne serait pas recevable pour mes employeurs.

Les clients des boîtes d'intérim payaient les services de professionnels qui devaient s'adapter à des situations nouvelles, en s'appuyant sur leur expérience passée. À ce jeu, la discipline que j'avais le plus pratiquée dans ma courte carrière d'infirmier, était celle du bloc opératoire.

S'ensuivait une sensation de « schizophrénie soignante » : sur des laps de temps très courts je devais passer d'étudiant en médecine novice à l'hôpital, à infirmier expérimenté qu'on parachutait dans de nouveaux établissements et qui devait trouver ses marques très rapidement, pour s'adapter à des programmes opératoires chargés.

Ce fut une collègue infirmière de bloc, qui me parla d'Alain N., qui travaillait chez EIS. Je lui donnais mes disponibilités : je pouvais travailler un ou deux jours par semaine comme intérimaire, pas plus. J'avais expérimenté l'intérim plus jeune alors que je n'avais aucun diplôme, dans des emplois de manœuvre et je craignais que rapidement, Alain ne me mette sous pression pour travailler plus.

Il comprit bien ma situation et sut se montrer discret. Ce fut une collaboration fructueuse dans la mesure où il me permit de gagner suffisamment d'argent pour vivre en deuxième, troisième et en fin de sixième année de médecine.

Si je l'appelais, il me trouvait quasi instantanément du travail et je n'avais quasiment aucune nouvelle pendant de longs mois si je lui faisais savoir que je n'étais pas disponible. Travailler avec lui nécessitait cependant de se montrer polyvalent et de faire de nombreux kilomètres en Île-de-France. Il pouvait aussi bien me mobiliser pour aller faire une garde de nuit dans un hôpital de l'AP-HP à Paris, que m'envoyer dans une clinique à Quincy sous Sénart (Essonne), faire des aides opératoires au Centre Cardiologique du Nord à Saint-Denis (quelques fois plus de douze heures par jour) ou travailler dans un centre de traitement du cancer à Saint-Cloud. Il m'envoya même en mission pendant quelques semaines à Troyes (je dormais dans une chambre de patient, expérience singulière) et à Châteaudun, pendant les dernières vacances universitaires, en fin de troisième année.

Je me souviens de sa voix chaleureuse, un rien gouailleuse, que je retrouvais régulièrement : « alors jeune homme ! Comment ça va ? Alors écoute, je pensais à toi, parce que j'ai une mission à te proposer pour … ». Je garde un excellent souvenir de cette relation professionnelle, qui prenait un ton quasi amical.

Le début de la quatrième année correspondait au début de l'Externat avec des stages tous les matins et un rôle beaucoup plus identifié de l'étudiant en médecine : suivi de la visite, perfectionnement de l'apprentissage de l'examen clinique, rédaction et présentation des premières « observations ». Je tentais d'obtenir une nouvelle exemption auprès du responsable pédagogique – à qui j'avais expliqué mon parcours – pour pouvoir continuer à aller travailler en intérim comme infirmier deux jours par semaine. Il fut cette fois-ci sans équivoque : il ne ferait rien pour moi. Il me dit néanmoins que je pouvais essayer de négocier avec chacun des chefs de service des stages par lesquels je passerai. Devant mon dépit, il me toisa et me dit avec détachement : « mais vous savez, vous êtes loin d'être le premier à emprunter ce chemin ! ». Jusqu'à mon entrée en faculté de médecine, la seule infirmière à être devenue médecin que je connaissais était Françoise Dolto. Je ne trouvais pas foule d'exemples pour illustrer ses dires !

La même année, l'allocation de reprise d'études du CROUS m'était refusée, sans véritable raison, alors que j'avais financé mes trois premières années en travaillant en plus des études et grâce à cette bourse. L'Externat commençait bien mal. Malgré tous mes efforts, je n'allais pas pouvoir m'en sortir sans le soutien parental. Ils répondirent heureusement présent.

Je travaillais cependant une dernière fois avec EIS, après les ECN : une nouvelle fenêtre de quelques mois s'étant ouverte. J'avais pu obtenir que mon dernier stage d'Externat ait lieu au Cambodge, à l'hôpital Calmette de Phnom Penh. Ce stage, à temps plein, était ramené à une durée de six semaines, ce qui me dégageait du temps jusqu'au début de mon premier semestre d'Internat. Je travaillais comme infirmier de bloc opératoire pour la dernière fois, avant de me diriger vers de nouveaux horizons, avec cette fois-ci un statut de médecin.

L’aumônerie des étudiants

Il n’existait plus d’aumônerie des étudiants de santé depuis bien des années et le diocèse de Paris trouvait regrettable que les jeunes femmes et hommes qui se destinaient à soigner leurs congénères, ne puissent pas bénéficier d’une dimension spirituelle, qui accompagne leur formation professionnelle.

« Je le soignai, Dieu le guérit », citation du célèbre chirurgien Ambroise Paré, constituait le cœur de la spiritualité que le père Paul – notre aumônier –, aurait souhaité voir développer par les étudiants du monde de la Santé.

C’était à mille lieues de ce qui nous était enseigné, qui se voulait « fondé sur la Science ». La part de la psyché et du spirituel dans les maladies était réduite à « des facteurs indépendants ». Le fait de vouloir transformer des adeptes du matérialisme scientifique en des pratiquants d’une « médecine spirituelle » qui place Dieu comme l’acteur central du soin et de la guérison avait peu de chance d’être couronné de succès.

Relancer une aumônerie signifiait repartir de rien : trouver un local, des adeptes, des thèmes de réunion, créer des évènements. Assez vite le père Paul, voulut nous transformer en militants et nous incita plus que fortement à aller faire du « tractage » à la sortie de la fac ou des autres écoles des métiers de la santé. Je refusais assez sèchement : je comprenais qu’il veuille que « la mayonnaise prenne » et que cela nécessitait qu’il y ait une communication sur la naissance d’une nouvelle aumônerie. Mais je ne souhaitais ni faire ce qui s’apparentait pour moi à du prosélytisme, ni me retrouver étiqueté « catho » vis-à-vis de la fac et des autres étudiants.

Pour autant, j'avais un grand besoin de trouver un lieu de partage, de rencontre et même de célébration.

Le « style » du père Paul, n'était pas forcément le plus adapté pour la création de cette nouvelle structure. Missionnaire « Identès » – communauté s'apparentant à un courant traditionnaliste de la Foi – pendant de nombreuses années au Tchad, il devait passer de la position hégémonique qu'il avait connue là-bas, à celle plus modeste de « pêcheur[29] d'étudiants du monde de la Santé ».

Les activités proposées comme l'étude de textes « fondateurs » mêlant Médecine et Sacré ne correspondaient pas à l'attente de la majorité des étudiants qui poussaient la porte de l'aumônerie. D'autant que si notre aumônier s'attendait à avoir affaire à des disciples convaincus, prêts à aller évangéliser, beaucoup d'étudiants étaient plutôt dans une posture de « recherche spirituelle » ou étaient tout simplement en quête d'un lieu de convivialité. Un certain nombre de camarades de promotion vinrent donc à une réunion par curiosité mais ne donnèrent pas suite, déçus par ce qu'ils y avaient trouvé.

Plusieurs évènements furent cependant organisés, notamment une sympathique randonnée entre Paris et Gif sur Yvette, en empruntant le GR 655, ainsi que quelques conférences faisant intervenir des professeurs de médecine.

Mais malgré un investissement de plusieurs années, le père Paul fut toujours à la peine, pour maintenir un noyau stable d'étudiants susceptibles d'assurer la pérennité de l'aumônerie. D'autres personnes reprirent après lui le flambeau, ce qui a permis à l'aumônerie de perdurer jusqu'à aujourd'hui.

Cette initiative avait – hormis l'aspect confessionnel – le mérite de faire se rencontrer des étudiants d'origine

---

[29] Évangile selon St Luc, chapitre 5, versets 1 à 11

pluriprofessionnelle, en dehors du cadre hiérarchique de l'hôpital, ce qui était assez novateur et méritait d'être salué.

La chance et l'honneur

L'attribution des stages d'Externat se faisait par tirage au sort d'une lettre de l'alphabet. Le « T » ayant été tiré, je choisis donc en dernier en quatrième année, mais je pus au contraire choisir dans les premiers en sixième année. Le stage considéré comme le plus rebutant par les étudiants était un stage de chirurgie digestive dans le service du Pr H. Je tentais rapidement une approche auprès du chef de service afin de lui expliquer que j'aurais besoin de m'absenter pour aller travailler comme infirmier. Il me répondit qu'il était d'accord…à condition que je rattrape les matinées manquées par des journées pleines le reste du temps. Ma compétence d'infirmier de bloc opératoire ne lui avait d'ailleurs pas échappé, ce qui me valut d'instrumenter des interventions qui pouvaient durer sept heures, alors que mes co-Externes faisaient le plus souvent de la figuration et partaient à la fin de la matinée. Inutile de dire que je trouvais la situation difficile et que j'avais le sentiment de me faire exploiter. D'autant qu'un de mes co-Externes fut dispensé de certains jours de stage, sans qu'il lui soit demandé de compensation, pour participer à des fêtes religieuses…

C'était à mon sens, un bel exemple de l'indifférence à l'égard des paramédicaux qui faisaient médecine. « Oui, nous voulons bien que vous intégriez les études de médecine, si vous en avez le niveau, mais ne comptez pas sur nous pour aménager votre emploi du temps pour que vous puissiez les financer ». Ou comme aurait dit la

Fontaine, votre sort changera « selon que vous serez puissant ou misérable[30] ».

Le Pr H – bien que peu avenant – jouait avec sérieux son rôle d'enseignant. Ce fût le seul que j'entendis nous parler de « l'histoire naturelle de la maladie » : la maladie naissait dans un terreau de facteurs de risques, elle croissait en l'absence de dépistage, de modification comportementale ou de traitement à une phase précoce et son évolution était prévisible sans intervention médicale. Il décrivait donc un processus dynamique des maladies dans lequel, nous pouvions jouer un rôle à différents moments de la prise en charge. Pour un chirurgien viscéral, le fait d'avoir une vision médicale plus globale était assez inhabituel.

À un de ses Internes, qui avait repéré au scanner une volumineuse masse abdominale chez une patiente – ce qui laissait supposer pour lui, un cancer de grande taille –, il répondit simplement : « mais l'avez-vous examiné ? » Il entreprit donc de palper, puis de percuter avec ses mains, le ventre de la malheureuse, avant de se retourner vers l'Interne en lui disant : « dans la police, vous feriez un piètre enquêteur », puis :« elle a un globe urinaire ».

C'était la deuxième leçon : un diagnostic comme un coupable se recherchait avec un faisceau de preuves concordantes et non en suivant l'indice le plus évident. Enfin, c'est en le suivant au bloc, pendant ses très longues interventions, que son assistant me révéla un des secrets de sa philosophie médicale : « pour aller vite, il faut aller lentement ». Il voulait dire que pour éviter les complications, et traiter complètement la maladie, une intervention chirurgicale devait être soigneuse, complète et que cela prenait du temps.

Les autres stages se déroulèrent dans une ambiance plus sereine. Je privilégiais les stages de chirurgie, car je ne m'étais pas encore rendu compte que j'avais le moins de

---

[30] Fables : Les animaux malades de la peste

chance d'évoluer plus tard vers cette filière. Un chef de service d'orthopédie, avait fait valoir devant moi, que le problème des femmes paramédicales faisant Médecine était qu'elles étaient déjà mères de famille. Le sexisme de cette remarque me laissait également entendre qu'il n'était pas bon d'être trop original : « chacun son métier et les vaches seront bien gardées » semblais-je comprendre…

Le passage en Gynécologie obstétrique donna lieu sinon à une déconvenue, au moins à une certaine déception. Je retrouvais comme Externe, un médecin auprès de qui j'avais travaillé quelques nuits en intérim comme infirmier.

Nous étions tenus d'assister aux staffs où les praticiens hospitaliers présentaient leurs dossiers. Il s'agissait le plus souvent de situations très complexes, qui n'avaient que peu d'intérêt pour nous, qui découvrions la spécialité. C'était surtout l'occasion de voir le chef de service animer une forme de psychodrame où il prenait un certain plaisir à malmener ses assistants. C'était navrant. et j'avais le sentiment de perdre mon temps.

*

Je n'apprenais par ailleurs que peu de choses du point de vue pratique pendant ce stage : en quatre mois, je participais royalement à deux accouchements. C'était un comble, dans la mesure où j'étais rentré à Paris pour acquérir de nouvelles compétences. Je me disais que si je devais refaire une mission humanitaire un jour, ce ne serait pas grâce à ce stage que j'aurais progressé ! J'étais déçu par cette formation. J'espérais retourner en Afrique et je me rendais compte que l'expérience acquise en termes de chirurgie ou d'accouchements était quasiment nulle. J'étais paradoxalement plus proche du bistouri, comme infirmier de bloc en mission humanitaire que comme étudiant en médecine, en France dans des services spécialisés en

Obstétrique. Même si je devenais médecin généraliste, je serai totalement incapable d'accompagner une parturiente, comme cela se faisait autrefois dans les campagnes.

Je devais rester à « végéter » dans un statut médical infantile, alors que les nombreuses crises sanitaires, qui secouaient le monde ne tarissaient jamais. Il m'arrivait de regretter mon choix de faire médecine, en me disant que j'aurais été plus utile à travailler comme gestionnaire d'un centre de soins dans un pays d'Afrique, ce qui m'avait été proposé à l'issue de ma première mission MSF…

J'avais espéré en m'inscrivant en médecine, accéder plus rapidement à un statut, qui correspondait en fait à celui de l'Interne, et je m'épuisais d'ennui, au cours de toutes ces années qui préparaient à cette fonction. J'étais pris au piège dans une formation où des gens « très sérieux » s'attardaient sur des situations, que je ne rencontrerais sans doute jamais.

J'avais émis un bâillement ou raconté une bêtise à mon voisin et ainsi perturbé la « solennité » de cette docte assemblée. Le chef de service s'interrompit et se tourna vers moi : « ah mais qui est-ce qui parle ? Encore un Externe ! Ah mais si c'est comme ça alors, on va l'interroger et s'il ne sait pas répondre, on le jette par la fenêtre ! ». Puis se tournant vers son adjoint, il lui dit : « vas-y toi pose lui une question ! ». Très sérieux, le médecin avec qui j'avais sympathisé comme infirmier en garde de nuit, me demanda: « tu as une femme sur le point d'accoucher et en l'examinant tu te rends compte qu'elle a des vésicules d'herpès sur les grandes lèvres. Qu'est-ce que tu fais ? » « Césarienne », répondis-je ! Comme c'était la bonne réponse, les discussions de l'assemblée reprirent et je pus retourner à mon poste d'observation silencieux.

*

J'eus aussi l'occasion de découvrir un exemple de lâcheté médicale. Le stage se partageait entre le suivi des « visites » du service, le bloc opératoire et les consultations qui pouvaient être menées par des Gynécologues qui effectuaient quelques vacations par mois à l'hôpital. L'un d'eux me dit qu'il bénéficiait de peu d'équipements sur ce site et qu'il serait plus intéressant pour moi de venir assister à ses consultations dans une autre structure.

Je demandais l'autorisation au chef de service – qui me la donna – et je partis donc seconder ce praticien attaché. Celui-ci, après quelques consultations, me dit d'une voie sirupeuse : « voilà, tu pourrais t'occuper du dossier de Mme M, qui vient chercher ses résultats de biologie ? ». Mais – et il le savait parfaitement – ceux-ci comportaient le résultat d'une séropositivité au VIH. C'était un magnifique exemple de « patate chaude » qu'il essayait de me refiler, pour pouvoir dire après : « il a fait n'importe quoi l'Externe » et espérer ne pas avoir à gérer cette situation. Je refusais net, en disant qu'il était hors de question que je gère seul l'annonce de ce type de diagnostic. Le Gynécologue dit alors misérablement qu'il n'avait pas l'habitude de gérer cette maladie. Je lui dis finalement que je voulais bien faire la consultation – à condition qu'il soit dans la pièce – tout en ayant bien explicité mon statut d'étudiant auparavant. Je reçus donc cette patiente en sa compagnie, je lui énonçais le diagnostic – ce fut sans doute ma première consultation d'annonce de maladie grave en tant que jeune médecin – et j'organisais sa prise en charge en l'orientant vers un centre de référence du VIH.

*

En Urologie, j'émettais plus d'intérêt lorsqu'on nous annonça que chaque Externe aurait comme mentor un Urologue senior du service. J'eus comme référent le Pr H, qui allait d'ailleurs prendre la direction du service quelques temps après. Il avait été nommé professeur à 43 ans, se faisait payer 130 euros la consultation et roulait en Porsche. J'assistais à ses rendez-vous et à ses interventions où je retrouvais mon rôle d'instrumentiste, quand je dois bien l'avouer les autres Externes n'avaient le droit de toucher à rien. Il m'appelait avec amusement « son assistant personnel », depuis que je lui avais signalé un jour – avec justesse, mais prudence – qu'un de ses nœuds de suture ne tenait pas, à un moment crucial de l'intervention.

Sensibilisé à ma situation, il me proposa un poste d'assistant de recherche clinique, qui aurait cependant mis un terme à mes études, du fait du volume horaire attendu qui était trop important. Au cours de ce stage, j'ai dû travailler certaines après-midis. Mon tuteur appréciait en effet de pouvoir bénéficier d'un instrumentiste pour l'assister au cours des interventions de pose de sphincter urinaire artificiel, dont il était un des rares Spécialistes parisiens.

À un de ses Internes qui se lamentait du nombre important de gardes qu'il réalisait au cours de son semestre, il répondit sévèrement « quand on a la chance et l'honneur d'être formé ici, la moindre des choses c'est d'éviter de se plaindre ». Je découvrais ainsi le contrat tacite de la formation médicale : études « gratuites » contre travail sous payé[31].

Un de ses Chefs de clinique me fit savoir que mon tuteur souhaitait me récompenser de ma participation active lors de ce stage et me demanda ce qui me ferait plaisir. « Un tour dans la Porsche ? » demandais-je. C'était bien tenté, mais cette proposition tomba à l'eau : j'eus droit à trois petits livres sur l'Urologie et la Néphrologie. À participation studieuse, récompense studieuse, semblait-il…

---

[31] L'état paye-t-il vraiment les études des médecins ? https://www.egora.fr/actus-pro/etudes-de-medecine/71147-l-etat-paye-t-il-vraiment-les-etudes-des-medecins?page=0%2C2

Tu ne le sais pas encore, mais tu es déjà mort ![32]

Devenir médecin, nécessite une forte capacité de travail dans la durée, un niveau de connaissances suffisant pour réussir aux examens et un environnement socio-culturel qui permette de se projeter dans cette fonction.

Je me souviens de la question de la psychologue – qui était loin d'être anodine –, lors de l'oral du concours infirmier : « avez-vous bien intégré, en devenant infirmier, que vous ne serez jamais médecin ? ». J'avais dû être convaincant, puisque j'avais obtenu seize sur vingt.

En tant qu'infirmier je percevais les médecins comme ayant des capacités intellectuelles supérieures, sans mesurer que leur savoir, était aussi le fruit d'un immense travail de formation. J'avais beau rêver de sortir de ma condition et d'intégrer la médecine, je restais dépositaire de cet interdit : « tu ne seras pas médecin ». Et pourtant, les années passaient et il allait bien falloir que j'endosse le costume.

Pour autant, je sentais une résistance évidente à mes aspirations d'évolution professionnelle. S'il était assez fréquent de croiser des enfants de paramédicaux dans les études de médecine, il était exceptionnel que des paramédicaux eux-mêmes deviennent médecins. Les préjugés étaient nombreux et dans un milieu aussi conformiste que celui de la médecine, il ne faisait pas bon faire preuve d'originalité.

Je discutais avec A., seul autre collègue infirmier de ma promotion, de la manière dont il gérait cette situation. « Tu

[32] Ken le survivant

ne dis rien, comme ça tu n'auras pas de problème », m'avait-il répondu. C'était évidemment efficace, mais j'étais trop bavard pour me conformer à ce conseil.

Pour moi, ce n'était pas une honte d'avoir été infirmier avant, d'autant que je trouvais exagéré de demander de reprendre ses études au début à quelqu'un qui était déjà professionnel de santé. Et puis, même si personne ne m'avait rien demandé, il me semblait important de dire qu'un système de promotion professionnelle propre au domaine médical, devrait être proposé. Mais globalement la démarche était mal vue, beaucoup de médecins se considéraient comme « des élus » et niaient les implications socio-culturelles qui avaient pu les aider à occuper cette position. Quelqu'un d'une classe professionnelle inférieure était regardé avec condescendance.

J'ai passé mes années d'Externat à justifier que je n'étais pas une erreur de casting du système. En stage aux Urgences, cette impression était si forte que je me remis à faire des tâches d'infirmier, jusqu'à ce que mon chef mesure l'absurdité de la situation et me demande d'effectuer mon travail d'Externe : examiner, discuter des hypothèses diagnostiques et mettre en place un traitement.

J'eus droit à la même mise en abîme, au cours de mon stage de Pédiatrie. Le Pr G était à moitié tombé de sa chaise en prenant connaissance de mon parcours (j'étais en cinquième année) et ne manqua pas « de m'assaisonner » lors de la préparation de mon oral dans la spécialité. Nous devions présenter un cas clinique d'un nourrisson (j'étais en Néonatalogie), de préférence souffrant d'une maladie rare et grave, en expliquer les possibles étiologies, le pronostic et le traitement éventuel.

Vexé par cette admonestation devant les autres Externes, j'avais retravaillé mes diapositives où j'exposais le cas d'un malheureux bébé atteint d'une maladie de Steinert congénitale et j'obtins dix-huit sur vingt le jour de la présentation.

J'étais donc soumis à un conflit entre le fait qu'il fallait que je m'autorise à devenir « vraiment » médecin – alors que c'était au départ un tabou pour moi – et un milieu « d'excellence », qui trouvait que je venais gâter la sauce, en nivelant la profession par le bas.

Mon dernier stage avant l'ECN fut encore plus révélateur sur le sujet. N'ayant pas définitivement renoncé à être chirurgien (j'étais pourtant exténué par cette reprise d'études), je choisis d'aller chez le Pr M, un médiatique chef de service de chirurgie plastique et réparatrice. Je le croisais en pratique extrêmement peu. J'eus en revanche beaucoup affaire à ses deux chefs de clinique.

L'un, à qui ma calvitie n'avait pas échappé, me demanda si je souffrais d'une progéria[33]. Il eut la délicatesse, peu de temps après, de me proposer une intervention pour des implants capillaires, avec une remise financière substantielle – confraternité oblige –, offre que je déclinais. « Oh, la belle histoire ! » m'avait-il dit avec ironie, lorsque je lui avais expliqué, le pourquoi de ma différence d'âge avec mes camarades. « Et la prochaine étape, c'est quoi ? Ministre ?» m'avait-il demandé.

L'autre (une femme) me scrutait avec attention et attendait la moindre faute pour me dégager de son bloc. Il faut dire que j'avais de plus en plus de mal à gérer le stress et que je me mettais régulièrement à trembler lorsque je tenais le bistouri électrique.

L'Interne n'était pas en reste. Animant des conférences chez Hippocrate – célèbre conférence d'Internat qui recrutait ses étudiants par concours – il me toisait et expliquait comment il mouchait les Externes qui ne donnaient pas la bonne réponse à ses questions. Sa réplique

---

[33] Maladie génétique rarissime se caractérisant par un vieillissement prématuré.

favorite étant « ah oui, tu es loin…tu es vraiment loin de Paris ! ». Il avait la délicatesse de ne pas m'interroger au bloc, estimant que ce n'était pas le lieu. Pas sûr qu'il m'ait trouvé à son niveau non plus. Il parlait par périphrases devant moi, évoquant les syndicalistes de la SNCF[34], auxquels je lui faisais vraisemblablement penser. Dans son esprit, j'étais un infirmier syndiqué chez Sud Rail, venu réclamer je ne sais quel nouvel avantage.

Je m'entêtais à venir en stage en me disant que tout cela n'allait pas m'empêcher de devenir chirurgien, si c'était vraiment cela que je voulais.

Le message, jusqu'ici subliminal, à savoir que je ne faisais pas partie du sérail, me fut adressé de manière plus directe par une infirmière de bloc alors que je m'apprêtais à passer une tunique chirurgicale : « on ne veut pas de toi ici ! ».

C'était particulièrement violent. Avec le recul, je me dis qu'ils ne voulaient pas que je me projette dans une fonction à laquelle je n'accèderais sans doute pas. Tout du moins il fallait passer l'ECN avant de pouvoir l'envisager.

Le chef de service adjoint m'avait d'ailleurs bien fait comprendre, qu'il serait plus judicieux que je m'intéresse à la Médecine générale, qu'à la Chirurgie, sans cependant me donner de raison valable. Médecin d'accord mais chirurgien il ne fallait quand même pas rêver ! C'est ce que j'ai compris de ce « conseil » du moins.

Mon co-Externe (qui est devenu chirurgien), à qui on reprochait ses absences, assurait le service minimum. Moi, je n'arrivais pas à sortir de ce cercle vicieux : j'étais persuadé que si je séchais, ils seraient prêts à ne pas valider mon stage, tellement je sentais que le fait qu'un plébéien devienne médecin leur était difficilement supportable.

Je revis le Pr M. en fin de stage, à l'occasion d'une très lourde intervention dont j'assurais l'instrumentation. Il me

---

[34] Société Nationale des Chemins de Fer

demanda où j'en étais de mes perspectives d'orientation. Il se dit impressionné par mon parcours, ce à quoi je répondis que ce n'avait pas été l'image que l'on m'avait renvoyée depuis le début de mon stage. Il eut l'air agacé et répéta que ce n'était pas ce qu'il pensait lui. Il me demanda alors si j'étais « manuel ». Je ne me sentais pas spécialement maladroit, mais mon tremblement nerveux – qui a complètement disparu depuis – m'apparaissait comme une contre-indication au métier de chirurgien. Je ne répondis donc rien. « Parce qu'alors ça, si on n'est pas manuel, on ne peut rien faire… » conclut-il.

Le fait est que j'étais épuisé comme beaucoup d'étudiants de sixième année, mais plus encore parce que j'avais accumulé une fatigue importante. J'avais eu très peu de vacances entre la première et la sixième année, car j'avais dû travailler comme infirmier intérimaire, dès que j'avais eu un moment de libre. Cela se rajoutait à l'emploi du temps déjà bien chargé des études médicales.

Je n'étais certes pas le seul étudiant à travailler pour financer mes études, mais nous étions quand même bien peu à le faire. Et ce n'était souvent pas, ni les mêmes quotités horaires, ni les mêmes enjeux. Quelques-uns travaillaient pour se payer des vacances ou s'acheter des vêtements, mais seul un petit nombre d'entre eux devait financer son logement et sa nourriture.

Le fait de saturer les emplois du temps des étudiants a pour effet d'exclure des études de médecine, les profils de personnes plus modestes ou les personnes éligibles à la promotion professionnelle – mais qui ne peuvent pas en profiter – faute de moyens financiers suffisants.

En dépit de l'ambiance, résolument peu sympathique de ce stage, envisager sérieusement de devenir chirurgien stipulait de faire un Internat de cinq ans pendant lequel je serais considéré comme un néophyte – au moins les deux premières années – et rajouter un Clinicat qui durerait de deux à quatre ans, sans parler de l'année de recherche, quasi obligatoire, pour espérer avoir un poste de Chef de clinique.

Cela voulait dire repartir pour huit à dix ans de formation. J'allais avoir trente-deux ans et cette perspective me paraissait insurmontable. Le fait de ne plus avoir de ressources et l'envie de finir « vite », participèrent à mon choix de lâcher progressivement du lest.

Je préparais l'ECN pour essayer de devenir un bon médecin, mais plus dans la perspective de briller dans le classement. Si je ne pouvais pas devenir chirurgien, la médecine générale du fait de son caractère transversal, offrait une perspective séduisante.

Et puis, si l'exercice en médecine de ville n'était finalement pas ce que je choisissais, il me serait possible de compléter ma formation avec un DESC[35] d'Urgences, de Gériatrie ou de Maladies infectieuses. La suite me prouva que le chemin serait moins simple que ce que j'aurais pu espérer.

[35] Diplôme d'Études Spécialisées Complémentaires

Dernier stage d'Externat au Cambodge

La faculté Saint-Antoine autorisait qu'un des stages d'Externat soit réalisé à l'étranger, en fin de quatrième ou de sixième année. L'avantage d'avoir attendu la fin du deuxième cycle pour le réaliser me permit d'avoir une « respiration » après l'ECN et avant le début de l'Internat.

La recherche de facultés partenaires à l'étranger pouvait s'avérer laborieuse. L'université de Phnom Penh avait cependant d'emblée montré son intérêt et facilité les démarches. L'avantage principal que j'y voyais était que le contrat passé était sensiblement différent : les trois mois de stage à mi-temps pouvaient être effectués en six semaines à temps plein. Le chef du service dans lequel nous étions affectés avait cependant toute autorité pour décider selon quelle quotité horaire, notre stage serait validé. N'ayant plus d'argent pour financer mon voyage, je dus retourner travailler comme infirmier de bloc intérimaire pendant quinze jours au lendemain de l'ECN, ce qui me fit arriver avec une semaine de retard par rapport à mes collègues. Le chef de service grogna un peu, mais cela ne modifia pas la date de ma fin de stage ce qui m'arrangea évidemment beaucoup.

Le Cambodge m'intéressait particulièrement, car c'était un pays que j'avais découvert une première fois à l'été 2000, en rendant visite à une amie qui effectuait une coopération internationale. J'avais quitté un pays entièrement rural où – exceptées quelques artères bitumées de la capitale – toutes les routes du pays étaient en terre battue. Phnom Penh, la capitale, ne comptait que peu d'immeubles et ceux-ci n'avaient que quelques étages. Les séquelles du génocide perpétré par les Khmers rouges étaient encore présentes, alors que ceux-ci avaient été chassés du pouvoir depuis plus de vingt ans.

Huit ans plus tard, je découvrais une capitale transformée – notamment grâce aux importants investissements de la Chine – où de nombreux buildings et un centre commercial avaient émergés, non loin du paisible fleuve Mékong. J'avais aussi la chance d'avoir deux contacts sur place : la mère d'un ami, médecin cambodgien venu travailler en France et un de ses confrères, médecin biologiste, qui après l'avoir suivi à Paris quelques temps, s'était décidé à retourner travailler à Phnom Penh.

La distance me paraissait salutaire également pour accueillir les résultats de l'ECN que j'attendais avec autant d'impatience que de crainte. Redevenir étudiant avait été un fardeau : beaucoup de matières ne m'intéressaient que très modérément et étaient très peu en rapport avec mes préoccupations « de terrain », telles que je les avais connues en mission humanitaire. Tout cela avait été difficilement supportable, sans parler de la condescendance avec laquelle j'étais considéré par certains de « mes pairs » et de « mes maîtres ».

L'ECN offrait bien évidemment l'occasion de rabattre le caquet de tous ceux qui avaient vu ma présence comme un grain de sable inopportun, faisant grincer la belle machine de l'ordre social médical. Et pourtant six ans passés à côtoyer « l'élite » parisienne n'avait pas suffi à me donner les codes de la réussite. Je considérais l'apprentissage mécanique de « mots clés », des « pas mis zéro au dossier », comme très ennuyeux. Pour moi, seule comptait « la vérité du terrain » et l'on ne pouvait véritablement juger de la compétence de quelqu'un qu'en situation d'exercice. Je ne niais pas le caractère médical indéniable des dossiers cliniques qui composaient les épreuves du concours, en tout cas beaucoup plus que lors de la première année, qui ressemblait à une régurgitation violente de connaissances ingérées à l'entonnoir. J'étais aussi cette fois-ci véritablement en situation de compétition alors qu'en première année – même si elle avait été très difficile pour moi – je visais la moyenne.

J'étais pourtant bien préparé, Saint-Antoine, occupant avec quelques autres facultés parisiennes les premières marches du classement des mille premiers étudiants (sur cinq mille huit cents) du concours. Mes notes tout au long de ma scolarité avaient été globalement bonnes et je n'avais pas de raison de partir battu. Et pourtant, l'esprit de compétition me mettait mal à l'aise, je n'étais pas prêt « à tuer » pour avoir une bonne place dans le classement. Je me sentais surtout très seul, perdu dans cet entre-deux professions, qui durait depuis trop longtemps.

Désormais éloigné de mes anciens collègues infirmiers, je ne m'étais jamais vraiment identifié aux jeunes médecins avec qui j'avais cheminé toutes ces années. Non pas qu'ils furent antipathiques. J'ai gardé avec certains de très bonnes relations, mais le décalage d'âge et de parcours avait créé un fossé qui ne s'était jamais vraiment refermé.

La sixième année avait la particularité d'être une année de grande solitude. Passée la validation du CSCT[36], qui entérinait la fin deuxième cycle, il restait près de six mois consacrés aux révisions en vue de l'ECN. J'étais comme un radeau perdu au milieu de l'océan de connaissances qu'il fallait assimiler pour la préparation du concours. Après de nombreux efforts pour pagayer dans une direction ou l'autre, je manquais de me noyer une ou deux fois, ayant l'impression que les rassurants horizons du rivage m'avaient à jamais échappé.

---

[36] Certificat de Synthèse Clinique et Thérapeutique, dernier examen qui clôture le deuxième cycle des études médicales

*

J'étais avec trois autres Externes (G., D. et A.), stagiaire en Maladies infectieuses de l'hôpital Calmette à Phnom Penh. Je découvris avec bonheur que le stage n'avait lieu que le matin, car les médecins hospitaliers cambodgiens travaillaient à leur compte les après-midis, tant le salaire qui leur était versé par l'État était insuffisant. Nous avions donc le champ libre pour découvrir la ville et ses environs. Après quelques nuits passées chez la mère de mon ami cambodgien – qui insistait pour prolonger cette hospitalité sans contrepartie, ce qui me mettait mal à l'aise – je rejoignais mes camarades Externes pour partager avec G. une chambre assez miteuse mais au prix imbattable de quatre dollars la nuit – pour deux –, à proximité de l'hôpital.

Nous organisions le temps des week-ends des excursions, avec d'autres étudiants en médecine d'autres facultés, ce qui me permit de découvrir plusieurs villes du pays que je n'avais pas pu visiter lors de mon premier séjour. Par ailleurs nous avions des visas touristiques d'un mois, qu'il fallait renouveler en sortant du pays : nous fîmes une incursion au Vietnam dans le delta du Mékong et à Hô Chi Minh ville, ce qui nous permit d'entrapercevoir les contrastes culturels qui existaient entre ces deux pays pourtant si proches géographiquement.

Avec G., nous sommes allés voir le lever du soleil sur le temple d'Angkor Vat à vélo. Toute une aventure, de rouler sur des routes non éclairées et pleines d'ornières. Il avait crevé et nous avions miraculeusement trouvé un réparateur de vélo à six heures du matin. Heureusement nous étions arrivés pile à l'heure pour assister au spectacle, majestueux.

Les résultats de l'ECN. Furent une expérience beaucoup moins agréable. D., reçue dans les trois cents premiers, manifesta une vive déception car elle n'était pas dans le top cent, classement qu'elle estimait sans nul doute mériter. A. était deux millième, G. huit-centième et moi quatre mille-cinq centième sur cinq mille huit cents avec onze et demi sur vingt de moyenne !

L'attitude de D. était difficile à supporter, pour chacun de nous d'ailleurs, mais particulièrement pour moi. Ayant « repris ses esprits », elle m'adressa un peu de condescendance. « Mais c'est extraordinaire ce que tu as accompli, d'arriver jusque-là, en tenant compte d'où tu es parti ». J'hésitais entre lui répondre sèchement ou la remercier pour sa « compassion » ...

J'étais amer et déçu : j'avais commencé dans la profession bien avant eux, j'avais déjà endossé bien des responsabilités dans le domaine du soin...et je me retrouvais bon dernier du groupe. La « méritocratie » n'avait pas le vent en poupe.

Et puis, c'était bien en deçà des résultats que j'avais pu avoir pendant ma scolarité. Je croisais quelques temps plus tard Alex et Vlad, deux Externes qui avaient choisi de redoubler leur sixième année après un mauvais classement lors de leur première tentative. Cela semblait avoir beaucoup mieux fonctionné pour eux la seconde fois. Ils entreprirent donc de me convaincre de retenter ma chance. Mais à leur grand étonnement, je leur dis assez vite que, même mécontent, j'allais accepter ce classement. A posteriori, avec quatre dossiers cliniques sur neuf à plus de treize sur vingt, j'aurais eu des chances d'améliorer mes résultats l'année suivante...

Je n'avais cependant plus d'argent et j'en devais déjà à mes parents. Il m'aurait fallu aller voir le banquier pour un nouveau prêt et puis j'étais convaincu – sans m'être suffisamment renseigné – qu'en choisissant finalement la médecine générale, je pourrais compléter ma formation dans un deuxième souffle.

Je craignais en effet plus que tout, de craquer en cours de route, si je m'engageais dans un parcours plus exigeant, que celui du DES de médecine générale. La médecine ne pouvant s'exercer qu'après la validation du doctorat, cela aurait signifié un retour à la case départ, si je m'arrêtais au milieu du gué. Je pouvais également représenter l'ECN au terme de ma première année d'Internat. Même si je l'ai vu par la suite faire avec succès par un camarade de promotion, c'était en ce qui me concernait, inimaginable. Cela impliquait de travailler comme Interne et de retravailler les cours ou d'aller en conférence d'Internat le soir après une – longue – journée de travail. J'arrivais à saturation et au bout de mes réserves physiques et mentales.

Je m'étais inscrit en médecine dans la perspective de refaire de la médecine humanitaire. Chirurgie, j'avais déjà répondu, c'était trop long et je n'avais pas eu un classement suffisant. Restait la médecine d'Urgence, l'Infectiologie, autant de spécialités qui étaient accessibles à partir du cursus de médecine générale.

Le stage fini, je pris deux semaines de vacances avant de rentrer. Je franchis la frontière du Laos à proximité des quatre mille îles du Mékong, où je séjournais quelques jours en compagnie d'une Américaine et d'une Irlandaise rencontrées sur la route, puis j'explorais le plateau des Bolovens, dans les environs de Paksé sur une moto. Cette région montagneuse abritait de nombreuses chutes d'eau plus spectaculaires les unes que les autres. Je m'extasiais devant ces merveilles de la nature.

Après ces quelques jours de visites, je me dirigeais vers Vientiane – la capitale sans doute la plus paisible du monde – puis Luang Prabang. Je cheminais cette fois ci avec trois « back-packers » qui parcouraient l'Asie du Sud-Est, avant de repartir travailler comme saisonniers en Australie. Leur philosophie était de voyager le plus de temps possible avec le budget le plus minime qui soit. Du coup la recherche d'un hôtel ou d'un restaurant, prenait des heures. Leurs qualités essentielles, étaient d'être les moins chers du quartier. J'arrivais néanmoins à les convaincre de faire une descente en rafting d'un affluent du Mékong. Ce plaisir trop éphémère et coûteux à leur goût, sonna la fin de notre équipée commune.

J'ai donc pris un vol pour Bangkok, voulant séjourner quelques jours sur les plages paradisiaques du sud de la Thaïlande avant de rentrer en France. Après un bref passage par Kao San Road – rue de Bangkok immortalisée par le film « la Plage » avec Leonardo DiCaprio –, je montais dans un bus de nuit qui me conduisait au ferry reliant la côte à Ko Samui, une île du golfe de Thaïlande. Je rencontrais cette fois-ci une bande de trois copains, amoureux des bars de nuit et des Thaïlandaises – qui d'après eux, ne résistaient pas à leur charme –, que j'abandonnais dès le lendemain.

Je n'avais certes pas envie de me sentir seul, mais je ne me sentais pas à l'aise en leur compagnie... Étant à la recherche de plages moins fréquentées et d'un environnement moins bruyant, j'entendis parler de Ko Tao – le paradis des plongeurs – qui était à quelques heures de navigation. N'ayant pas les moyens de payer un stage de plongée sous-marine, j'explorais cependant en « snorkeling » la côte sauvage de l'île. J'avais pu louer une cabane de pêcheur, avec une unique pièce qui servait de chambre et une petite terrasse avec un hamac, donnant sur la mer : j'étais le roi du monde.

*

Je rentrais pour assister au mariage d'un très bon ami de lycée. C'était sympathique de se retrouver après tout ce chemin parcouru, au propre comme au figuré. Il se mariait à St Vaast la Hougue : le contraste entre les plages du Golfe de Thaïlande et la fraîcheur de la Manche était saisissant !

Je renfilais ensuite ma blouse d'infirmier de bloc une dernière fois jusqu'à la fin octobre. Je retrouvais des collègues infirmiers qui accueillirent avec un brin de déception, le fait que ma route m'éloigne des blocs opératoires. Et enfin début novembre, je commençais mon premier stage d'Internat. Ça y était, j'allais être médecin.

Interne de médecine générale à Créteil

Le choix des postes d'Internes avait lieu début septembre. La médecine générale « n'ayant que peu la cote » chez les étudiants, cela me permit de rester à Paris malgré un classement peu avantageux. Je n'avais cependant pas saisi que le classement à l'ECN intervenait également dans les choix d'inscription dans les facultés de médecine parisiennes, puis dans les choix des stages d'Internat au cours des trois ans de cursus.

Ne m'étant pas renseigné sur les particularités de chacune des facultés, j'avais fait passer le critère géographique en premier. Je fus donc affecté à Créteil. J'aurais préféré continuer à St Antoine qui était évidemment plus proche de mon domicile, puisque j'habitais maintenant le treizième arrondissement. Je craignais en revanche de me retrouver affecté à St Quentin en Yvelines, qui était très excentré. Créteil ne me semblait donc pas un mauvais choix. J'allais cependant rapidement découvrir que cette faculté présentait un certain nombre de singularités dans la formation proposée.

Tout d'abord les enseignants voyaient d'un mauvais œil les étudiants qui projetaient de faire un DESC. Suivre ce complément de formation avait comme conséquence directe, de former des étudiants qui travailleraient dans un domaine différent, de celui de la médecine générale.

Par ailleurs, pour les enseignants, soucieux de se démarquer des autres spécialités, il s'agissait de créer « un corpus de connaissances médicales et pédagogiques » propres aux Généralistes. Cela se traduisait pour leurs étudiants, par la nécessité de réaliser un volumineux mémoire de fin d'études, en plus de leur thèse, pour obtenir leur diplôme. Nous les Internes, trouvions cependant discutable, que toutes les facultés de médecine aient des exigences différentes, concernant le contenu de ce mémoire : simple résumé de la thèse, assorti de quelques travaux pour certaines ou « pavé » de plus de cinq cents pages en ce qui concernait Créteil. Les travaux les plus importants étaient les journaux de bords de stage dans lesquels nous devions rapporter des situations problématiques et expliquer de quelle manière nous avions pu répondre aux questions soulevées. Nous devions par ailleurs rédiger des Récits de Situations Complexes et Authentiques où nous décrivions d'un point de vue bio-psycho-social, une situation particulièrement ardue.

Du fait de la réalisation de ce mémoire, notre temps de formation débordait le plus souvent des trois années réglementaires du DES. Les étudiants inscrits en DESC, pouvaient se retrouver dans une position très inconfortable : ils avaient le plus souvent validé leurs examens de spécialité, mais sans être parvenus au bout des travaux universitaires exigés pour l'obtention du DES. Ils n'avaient donc pas d'autre choix que de s'arrêter de travailler pour finaliser leur mémoire, quitte à devoir renoncer à un poste qui les attendait aux Urgences ou en Gériatrie.

Les sujets de thèse devaient être obligatoirement choisis dans le champ de la Médecine générale. Cela compliquait la recherche d'un directeur de thèse, qui était traditionnellement rencontré lors d'un stage d'Internat, dans un service de médecine spécialisée (Urgences, Pédiatrie, Médecine interne…). Sans compter que nous pouvions être affectés dans des services hospitaliers, qui n'avaient strictement aucun rapport avec la Médecine générale, tels que l'Immunologie clinique ou la Gastro-entérologie…

Le fait de créer un corpus de connaissances et de recherche spécifique à la Médecine générale prévalait sur les centres d'intérêts des Spécialistes, chez qui nous étions envoyés en stage, ce qui pouvait se comprendre d'un point de vue pédagogique.

En étant formés à Créteil, les enseignants étaient profondément convaincus de l'intérêt de leur spécialité et tentaient, malgré des vents contraires, de persuader leurs Internes – pas toujours arrivés là de leur plein gré – que l'exercice de la Médecine générale était riche, complexe et intéressant. Le problème principal des enseignants était qu'il est vraiment difficile d'inculquer quelque chose à des étudiants qui ont envie d'aller faire autre chose. Leur mission était de former de futurs Généralistes qui soient à même d'aller remplacer leurs aînés dans le rôle pivot du médecin traitant quand beaucoup d'Internes voulaient fuir (ou tout simplement parce que c'était leur projet de départ) – entre autres spécialités – vers la médecine d'Urgence ou la Gériatrie. Les enseignants devaient répondre en cela à des injonctions ministérielles, qui tenaient peu compte de leurs difficultés et encore moins des desiderata des étudiants.

Les étudiants n'étaient cependant pas dupes, ni des différences d'exigences vis-à-vis des Internes selon les facultés, ni de la place défavorable qui était réservée à la Médecine générale dans le système de santé par rapport aux autres spécialités[37].

Le fait d'inciter les étudiants à soutenir leur thèse dans la foulée de la fin de leurs semestres d'Internat n'était pas non plus leur priorité. L'attachement à ce que les étudiants aient des sujets de thèse conformes – c'est à dire centrés sur

[37] Beaucoup de mes patients sont convaincus – à tort – que les Généralistes font sept ans d'études et qu'ils peuvent à loisir se « spécialiser » au cours de leur carrière.

des préoccupations qui intéressent les médecins généralistes français – ou qu'ils fassent un « bon » mémoire de DES était certes louable, mais cela avait aussi quelque chose d'étonnant à un moment où l'on parlait déjà d'un manque cruel de médecins généralistes, sur le terrain.

J'avais le sentiment que, à travers la qualité des travaux universitaires de leurs étudiants, les enseignants de médecine générale voulaient convaincre les professeurs d'université des autres spécialités, de la valeur de la spécialité de Médecine générale, ce qui pouvait se comprendre. Certains polis, s'intéressaient et jouaient le jeu, quand d'autres regardaient avec indifférence les efforts fournis. Il s'agit bien sûr de mon ressenti personnel, même si les discussions que j'ai eues avec bon nombre d'autres étudiants, m'indiquaient que je n'étais pas isolé dans cette manière de penser.

La conséquence de tout cela était que la fin de notre formation traînait en longueur et que nous étions obligés de nous réinscrire à une, deux, voire trois nouvelles années à la fac, le temps pour nous de finaliser nos « travaux universitaires ».

Un de mes maîtres de stage m'a raconté savoureusement, qu'il avait écrit sa thèse en deux temps, trois mouvements et répondu à son professeur qui s'offusquait du résultat que « s'il n'était pas content, c'était la même chose ». L'amnésie de sa genèse médicale semblait sévèrement frapper le corps enseignant.

Médecine interne

Chaque DES était composé d'une « maquette » qu'il fallait valider. Cela signifiait qu'il fallait passer par des stages dans des disciplines obligatoires. Pour la Médecine générale, il s'agissait des Urgences, de la Pédiatrie ou de la Gynécologie, de la Médecine interne et du stage dans un cabinet de Médecine générale de niveau 1, les deux derniers semestres étant laissés au choix. L'idéal était donc de commencer sa formation par des stages de la maquette, ce qui permettait de choisir en dernière année des disciplines de stage, qui correspondaient le plus à nos desiderata.

Contrairement au deuxième cycle des études médicales où les stages dépendaient directement de la faculté où nous étions inscrits, les stages d'Internats étaient répartis sur les hôpitaux de l'ensemble de la région Île-de-France. Étant parmi les derniers à choisir, je ne pouvais avoir accès à un des stages de la maquette qu'en m'éloignant fortement. Je choisis donc un stage de Médecine interne dans un hôpital du sud de l'Essonne. Bien que très éloigné de Paris, j'y accédais directement de la bibliothèque François Mitterrand moyennant une heure de RER C.

Les choses se compliquaient les jours où nous avions des cours à la fac, puisque je devais aller en stage le matin, faire la visite puis courir jusqu'à la gare, faire une heure et demie de transport jusqu'à Créteil pour assister à deux heures de cours et refaire trois-quarts d'heure de transport jusqu'à mon domicile. Plus de trois heures de transport dans la même journée. Nous avions bien proposé que les cours aient lieu de manière regroupée une à deux journées par mois, en étant libérés de stage ce jour-là, mais les enseignants de Créteil ne voulaient rien savoir, alors que cela avait lieu dans d'autres facultés, notamment à Bobigny.

Heureusement, c'était encore l'époque où la navette fluviale Voguéo reliait Maison Alfort à la BNF[38]. Après ces journées éreintantes, je quittais le métro à l'embouchure de la Marne et je me payais le luxe d'une petite croisière sur la Seine pour rentrer chez moi.

Le stage commença plutôt bien pour moi. Je dépendais d'une doctoresse assez désorganisée, qui montrait peu d'intérêt pour l'encadrement de ses Internes et du chef de service qui semblait trouver confortable de ne pas avoir à se préoccuper d'enseignement ou de suivi quand ses prérogatives semblaient déjà largement l'occuper. Ayant à cœur de me débrouiller enfin seul, c'était loin de me déplaire. J'allais leur poser mes questions en fin de visite ou je leur soumettais mes problèmes et ils y répondaient alors en quelques minutes. Certains médecins du service assuraient avec les Internes le service minimum et n'hésitaient pas à nous transférer des responsabilités, qui étaient pourtant les leurs. Je me souviens avoir dû recevoir seul la famille d'une de nos patientes décédée le matin même – elle était atteinte d'une sclérose en plaques à un stade très sévère – parce que le médecin sénior ne voulait pas rester au-delà de ses horaires habituels.

Mon « malheur » était qu'il fallait tourner à mi-parcours du stage, le service étant scindée en deux ailes, l'une étant consacrée à la Neurologie et à la Pneumologie où j'avais jusqu'à lors officié et l'autre à la Diabétologie et à la Gastro-entérologie. C'était le jour et la nuit. Autant, il était plus que recommandé de faire preuve d'autonomie dans la première partie du stage, autant ma deuxième responsable, ne laissait aucune place à l'initiative et exigeait d'être obéie à la lettre. Cela confinait d'ailleurs à l'absurdité : je fus admonesté vertement pour avoir changé le traitement

---

38 Bibliothèque Nationale de France

antibiotique d'un patient qui m'avait signalé avoir un antécédent d'allergie sévère à celui qui lui avait été prescrit par l'ORL. J'avais par moi-même recherché un équivalent et modifié l'ordonnance. Scandale, je n'avais pas demandé l'avis de l'ORL et le nouveau traitement choisi n'aurait pas été aussi efficace, selon ma nouvelle responsable.

Pire et là le divorce fut consommé, je montrais preuve à l'appui, à ma chef, qu'une des assertions qu'elle défendait avec opiniâtreté, était fausse. L'insolence avait ses limites ! J'avais beau dire que je fréquentais les hôpitaux depuis plus de dix ans en France et à l'étranger, un ancien infirmier qui se permettait de faire la leçon à une médecin spécialiste, il ne fallait pas exagérer. J'étais Interne de Médecine générale en premier semestre, c'est à dire le premier maillon de la chaîne alimentaire du monde médical, c'était tout.

Mais à ce stade de ma formation, me faire traiter comme un novice, qui ne connaissait rien à rien je n'en pouvais plus. J'avais entendu sans y croire que la rengaine de l'Interne était « fais-toi engueuler avec le sourire ». Cela correspondait pourtant à une certaine réalité. Même la secrétaire du service se permettait des remarques gratuites et vexantes, du fait de notre statut de médecin encore en apprentissage. « Plus tard, je ne pourrai plus rien vous dire m'avait-elle dit, alors j'en profite maintenant ».

À l'heure du bilan, le chef de service « m'assaisonna » de la meilleure façon alors qu'il me rendait une feuille d'évaluation des plus correctes – et sans m'avoir fait la moindre remarque lorsque je travaillais sous son autorité –, en m'expliquant que « j'étais un raté de la formation médicale et qu'il ne voyait pas comment j'allais pouvoir devenir médecin ». Là aussi, c'était violent. J'avais déjà encaissé pas mal de coups, mais là ça passait difficilement.

Le fond de la pensée de mes encadrants, ils me l'avaient exprimé un jour : « médecine n'est pas une spécialité paramédicale ! ». Mais je n'étais pas arrivé là comme infirmier, mais bien après avoir repris les études de médecine depuis leur commencement… Au fond de moi, j'avais du mal à cacher ma dissidence : je voulais montrer que les médecins n'étaient pas des dieux et que bien des infirmiers pourraient devenir médecins, pour peu qu'on leur donne une formation adéquate et l'opportunité d'y arriver. Ce discours, mes encadrants n'étaient pas du tout mûrs pour l'entendre.

Bien qu'ayant eu des co-Internes sympathiques, je secouais avec satisfaction la poussière de mes pieds, en quittant ce service, où je ne m'étais pas franchement senti bien accueilli.

Premier stage chez un médecin généraliste de ville

J'avais souhaité continuer ma formation par un autre stage de la maquette, en faisant ma première expérience de cabinet comme consultant, ce qui m'ouvrait aussi la possibilité d'obtenir une licence de remplacement. J'avais une nouvelle fois privilégié la géographie pour ce nouveau semestre en allant à Chilly-Mazarin, petite ville de l'Essonne à quelques encablures d'Orly et desservie par le RER C, proche de chez moi. Je ne le savais pas mais mon maître de stage était un ancien dirigeant du syndicat national des jeunes médecins généralistes (SNJMG) et qu'il n'oublierait pas de refaire parler de lui lors de la crise COVID 19 en lançant l'hashtag *#jenemeconfineraipas*, peu avant le troisième confinement prévu pour lutter contre la diffusion des variants du virus.

J'avais donc à faire à un personnage doté d'un certain tempérament. Le principe de ce stage était de permettre à l'étudiant de passer d'une phase d'observation initiale en début de stage, à celle de consultant sous la supervision directe de son maître de stage et enfin aux consultations en autonomie dont je devais lui faire le compte-rendu. Je redécouvrais une période de solitude assez importante, le Dr Q. n'ayant pas d'associé. Ses engagements auprès de la faculté de médecine, d'un nouveau syndicat et auprès des médias, se traduisaient par le fait qu'il réalisait un nombre de consultations relativement faible. Il recevait entre quinze et vingt personnes par jour, et il tenait à en faire un bon nombre par lui-même, estimant que la présence d'un tiers serait inappropriée pour bien des situations.

J'avais cependant l'autorisation de faire les travaux demandés par la faculté, dont le caractère ultra-scolaire à bac+7 avait quelque chose d'étonnant. Je disposais d'un bureau dans une pièce indépendante, qui n'avait pas d'ordinateur, ce qui ne me permettait pas de recevoir les patients. Mais au moins, comme j'avais fait « mes devoirs » au cabinet, je pouvais avoir quelques soirées de libres dans la semaine.

Le Dr Q était très didactique sur la manière de mener une consultation et notamment sur la manière de donner des explications au patient. J'étais obsédé par l'idée de passer à côté du signe d'une maladie grave alors que beaucoup de consultations avaient pour thématique des pathologies bénignes et fréquentes. Encore fallait-il être à même de rassurer et de justifier le fait que la plupart du temps, il n'y avait pas d'indication à prescrire des antibiotiques alors même que c'était ce que le patient était venu chercher en prenant rendez-vous. J'avais un peu tendance à me positionner en disant « rien de grave, ne vous inquiétez pas ! » J'omettais cependant de préciser le diagnostic, le traitement proposé – le plus souvent symptomatique – la durée attendue des symptômes, les signes à surveiller et le fait ou non de proposer un arrêt de travail ainsi que sa durée. Il fallait aussi s'enquérir de la manière dont le patient allait payer sa consultation, ce qui était une chose nouvelle après toutes ces années passées à l'hôpital.

Après un temps qui me parut infini, j'eus l'occasion de mener seul mes premières consultations. L'une d'elles refléta d'ailleurs la triste évolution des mentalités et de la relation médecin-malade. Un patient – à qui j'avais diagnostiqué une rhinopharyngite – ne comprenait pas que je ne lui prescrive pas d'antibiotique et s'estima floué à la sortie de la consultation. Ayant oublié sa carte vitale, je lui laissais un message sur son répondeur l'invitant à venir la récupérer. Ayant raconté l'histoire au Dr Q, celui-ci me dit d'un ton très assuré : « tu vas voir, quand il va revenir, je vais te montrer comment il faut les gérer, ce genre de patients ! » J'attendais donc de voir comment il allait s'y prendre, quand mon patient – aussi grossier que peu disposé à m'écouter – se mit en quête de vouloir être remboursé de sa consultation, car il avait été d'évidence « mal soigné ». Le Dr Q prit le relais et le ton monta progressivement, jusqu'à ce que le patient essaye de rentrer dans le cabinet par la force. N'étant pas arrivé à ses fins, il finit par quitter le couloir en vociférant des injures. Le Dr Q me dit alors : « je ne peux pas laisser passer ça, je vais au commissariat porter plainte, toi reste ici et continue la consultation ». Ça commençait mal me disais-je.

C'était juste un exemple de violence ordinaire pour un motif d'une futilité consternante. Si je devais déployer des trésors de patience et d'intelligence à chaque fois que je soignais un patient pour un rhume, qu'en serait-il le jour où je devrais annoncer un diagnostic de maladie grave ?

Mais c'était aussi une leçon : il n'y avait pas de petite consultation, comme il n'y avait pas de petite intervention au bloc opératoire. Banaliser une consultation, du fait de son absence de gravité, pouvait être perçu comme de la négligence par la plupart des patients. Il fallait être professionnel en organisant la consultation : motif de la visite, examen, diagnostic, traitement, questions éventuelles et règlement. Montrer de la sympathie tout en conservant de la distance, se montrer à l'écoute, considérer les inquiétudes de ceux qui venaient consulter sans y adhérer nécessairement, expliquer la décision de soins en essayant de l'intégrer au contexte particulier de chacun des patients, en un mot : être empathique. Tout un programme, que je ne maîtrise pas encore à tous les coups, alors que cela va faire près de dix ans que j'ai mon diplôme de médecin.

Pour autant, l'attitude de plus en plus limite de personnes, qui « savent ce qu'elles ont » et qui ne comprennent pas que le médecin ne donne pas satisfaction à leurs injonctions, est aussi odieuse que récurrente. Cela dénote la désacralisation du savoir médical, qui en soi, n'est pas forcément problématique. Je veux dire par là que le fait que le patient s'intéresse à sa santé n'est pas une mauvaise chose. Ce qui l'est en revanche, c'est de mettre à égalité un savoir profane, glané dans un magazine ou une page web et celui d'un médecin dont c'est l'activité permanente de recevoir des patients en consultation, de parfaire ses connaissances dans des revues scientifiques et d'assister à des formations médicales régulières ou à des congrès.

Les consultations les plus dures auxquelles je fais face aujourd'hui ne sont pas nécessairement celles qui concernent les diagnostics les plus graves ou les situations les plus lourdes médicalement. Il s'agit le plus souvent d'accrochages concernant la pertinence d'un arrêt de travail, d'une prescription, d'un retard, ou quelquefois de patients qui considèrent que je n'accorde pas assez de sérieux à des symptômes que j'ai classés comme mineurs et pour lesquels j'estime que suffisamment d'examens ont déjà été pratiqués. La menace d'une plainte s'il s'avérait que leur maladie était finalement plus grave que je ne l'ai estimée, bien que rarement exprimée à haute voix, est alors souvent sous-entendue…

Les Urgences

Enfin, je retournais à Paris ! Après un an passé dans l'Essonne, j'avais choisi le service des Urgences d'un hôpital du vingtième arrondissement de Paris. Je ne suis cependant pas sûr qu'il s'agissait du meilleur cadre pour aborder cette discipline. Le service, était divisé en deux zones : l'une réservée à la traumatologie et l'autre à la médecine et à la chirurgie viscérale. Je me rendis compte rapidement de la vétusté des locaux, de leur exiguïté et de la désorganisation régulière dans laquelle s'exerçait notre métier.

De nombreux patients étaient stationnés dans une salle d'attente et dès que nous avions un peu de temps libre, nous essayons de dégager un des box, qui étaient en nombre trop limité – compte tenu du très grand nombre de passages quotidiens – pour pouvoir examiner nos patients. Il arrivait malheureusement que faute de place, nous auscultions directement nos patients sur un brancard, au beau milieu de cette fameuse salle d'attente, qui ressemblait beaucoup à une cour des miracles. Il est très réducteur de vouloir résumer six mois de stage à quelques situations éparses mais après tout c'est peut-être ce que nous gardons dans notre mémoire, qui fait le sens de ce que nous avons vécu.

La première impression était que nous passions beaucoup trop de temps à effectuer des tâches non médicales : tous les débuts de journée étaient consacrés à l'orientation des patients gardés pendant la nuit, vers un service d'hospitalisation ou une clinique qui serait susceptible de les accueillir. Pendant les soirées de garde, nous rencontrions malheureusement la mauvaise foi voire la brutalité de la part des médecins de garde dans les services de spécialité. Ils se défendaient avec la dernière énergie, pour ne pas avoir à prendre des patients qu'ils estimaient « peu intéressants » : essentiellement des personnes âgées polypathologiques. Je me souviens d'une nuit où un cardiologue à qui je téléphonais pour qu'il hospitalise un patient de 80 ans qui faisait un œdème aigu du poumon, me raccrocha au nez après avoir hurlé : « je n'en veux pas de ton vieux qui a une bronchite ! » C'était violent, déplacé et sans pitié. Il gardait ses lits pour des patients « jeunes » ayant fait un infarctus du myocarde et adressés par le SAMU. Hors de question pour eux, de se retrouver avec des patients qui plomberaient leur durée moyenne de séjour et qu'ils auraient du mal à faire sortir.

Je viens de terminer le livre[39] d'un confrère Urgentiste, qui raconte que les Urgences sont souvent le creuset de toutes les pathologies médico-sociales que les autres n'ont pas voulu traiter. Et c'est effectivement le cas. S'il existe quelques urgences vitales, qui donnent tout leur sens à cette pratique, une grande partie des consultations ne devrait pas avoir lieu dans ce cadre.

Cela dit, il arrive qu'on se dise que puisque la personne est là et que personne n'a voulu s'occuper de son problème jusque-là, si le médecin qui la reçoit se borne à lui dire qu'elle n'a rien à faire aux Urgences, il y a un risque qu'elle se renferme sur elle-même et qu'elle ne sollicite plus aucun médecin !

Je garde le souvenir d'une jeune femme qui consultait pour des douleurs du bas ventre récurrentes. Elle avait déjà fait de nombreuses explorations : échographie et IRM pelviennes, qui n'avaient montré aucune anomalie. Elle venait d'avoir une nouvelle échographie et un bilan biologique qui étaient strictement normaux. Je me souvins de la maxime du Pr H : « pour aller vite, il faut aller

---

[39] L'hôpital, ce chef d'œuvre en péril, Mathias Wargon, Fayard 2022

lentement », et je commençais à lui demander depuis quand elle avait ces douleurs. De fil en aiguille, elle m'expliqua que ces douleurs survenaient lorsqu'elle avait des rapports avec son compagnon. Me décrivant celui-ci comme attentionné et prévenant, je compris que ces douleurs faisaient écho à quelque chose de différent. Je finis par lui poser la question de manière assez crue : « avez-vous été violée ? » Ce à quoi, elle répondit en s'écroulant en pleurs. C'était bien ça malheureusement. N'ayant jamais retrouvé suffisamment de confiance en quelqu'un pour le dire et se faire aider, son symptôme criait au monde la douleur qu'elle ne pouvait exprimer par des mots.

On voit bien la complexité de l'exercice : un box des Urgences n'est pas un cabinet de psy. Et pourtant peut-être que ce jour-là, je lui ai permis de renouer avec d'autres soignants et de faire évoluer sa problématique. Mais ce genre de consultations prenaient une bonne heure et les autres médecins s'impatientaient en me demandant quand est-ce que j'allais libérer le box, pour installer le patient suivant.

En garde de nuit, nous pouvions être appelés dans les services par les infirmières pour gérer une urgence médicale. La famille d'un patient hospitalisé en gastro-entérologie, paniquée par la dégradation de son état de santé avait vigoureusement pressé l'infirmière de faire venir un médecin. La lecture du dossier m'apprit qu'il était malheureusement atteint d'un cancer du côlon métastasé au foie et aux poumons. Il présentait une volumineuse ascite et était en insuffisance respiratoire, avec une respiration rapide et suffocante. En d'autres termes, il était au stade palliatif de sa maladie. Sauf que sa famille – à commencer par sa femme – ne semblait pas du tout informée de la gravité de la situation. Cela n'était d'ailleurs pas mentionné dans les observations de suivi du médecin qui s'occupait de lui. Je dus donc appeler le médecin d'astreinte afin de valider le caractère irrémédiable de la maladie avant de pouvoir lui prescrire un traitement susceptible de le soulager. Je dus par ailleurs réunir la famille dans un bureau afin de leur expliquer qu'il avait atteint le stade terminal de sa maladie et la décision que je prenais – en accord avec le médecin sénior que j'avais eu au téléphone –, de prescrire des médicaments qui allaient le soulager, mais aussi vraisemblablement altérer sa vigilance.

Encore une fois, gérer une telle situation avait dû me prendre beaucoup de temps, ce qui me donna droit à une réflexion bien sentie de la senior des Urgences : pendant ce temps-là ils travaillaient sans relâche, et mon absence avait provoqué le ralentissement du flux de traitement des patients des Urgences.

Le patient décéda pendant la nuit, un peu plus apaisé ainsi que sa famille et je pense avec le recul que ça valait bien une heure d'attente de plus pour les patients qui consultaient avec un motif « peu grave », n'en déplaise à ma chef.

Je m'enquis à la fin du stage de ma capacité à faire de la médecine d'Urgences, auprès du chef de service. Celui-ci me répondit qu'ils avaient beaucoup apprécié à quel point j'allais au bout de mes prises en charge, mais que cela me mettrait sans doute en difficulté dans une activité où il fallait le plus souvent aller à l'essentiel, du fait du nombre important de patients à traiter. Je pris en compte ce conseil et décidais de continuer mon bonhomme de chemin, en laissant filer la perspective de faire un DESC d'Urgences.

Pédiatrie

Le stage de Pédiatrie, bien que très éloigné géographiquement, offrait plusieurs intérêts : le nombre de gardes important (environ six par mois) impliquait un nombre de repos de gardes équivalent. Ensuite les journées sans gardes étaient courtes : nous étions donc souvent libérés après la visite du matin, ce qui malgré des temps de transport longs, permettait d'être rentrés finalement assez tôt. L'essentiel du travail se faisait donc pendant ces fameuses gardes de 24h commencées à 18 h après une journée dans le service et s'achevant le lendemain après les transmissions à l'équipe de jour vers 9h 30 du matin. Leur particularité était que nous n'avions quasiment jamais aucun temps de repos. Les consultations des Urgences pédiatriques s'enchaînaient du début de la garde jusqu'à quatre heures du matin.

Si un Pédiatre commençait généralement avec nous, il allait se coucher vers vingt-deux heures ou au plus tard minuit, sans que le rythme des consultations diminue. Nous pouvions bien sûr le réveiller pour un cas grave, mais il était bien entendu que nous avions intérêt à avoir de sérieux arguments pour le faire. Il revoyait cependant au petit matin les « cas » traités pendant la nuit en nous demandant au besoin d'argumenter notre stratégie de prise en charge. Nous étions donc seuls « médicalement » ou plus exactement, nous étions accompagnés lors des consultations par une infirmière puéricultrice et il n'était pas rare que ce soit elle qui nous guide lorsque nous étions en difficulté. Médecin inexpérimenté, face à une infirmière spécialisée dans le domaine de la Pédiatrie, tenir notre place n'était pas toujours chose aisée : il fallait en même temps montrer de l'assurance et savoir se montrer humble devant les conseils de celle, qui à bien des égards en savait plus que nous. Certaines infirmières se seraient bien vues dans notre rôle et il s'agissait aussi de les remettre à leur place : les médecins séniors à trop s'absenter, leur avait donné l'impression que la place était à prendre. C'était tout le paradoxe de notre statut : être apprenant et en même temps sûr de soi : un grand écart souvent bien inconfortable.

Comme pour les personnes âgées plus tard, je découvrais que la grande difficulté n'était pas tant de gérer nos patients que leurs parents. Je découvrais une mère inconsolable qui ne se remettait pas de la panique que lui avait causé la convulsion hyperthermique[40] de son fils de dix-huit mois. Essayant de la réconforter, je lui dis que son fils allait bien et qu'il n'y avait plus rien à craindre maintenant qu'il avait reçu du paracétamol. Elle ne comprit cependant pas la « distance » que j'affichais vis à vis de la panique qui avait été la sienne…et de ce point de vue elle avait raison !

Une adolescente fit un jour un esclandre, car le temps d'attente pour la consultation – bien trop long à son goût – risquait de lui faire rater le début du concert de « Sexion d'Assaut ». Ainsi s'exprimait l'impatience ordinaire, l'exigence d'enfant gâté et le manque de considération cruel que bon nombre de patients ont vis à vis du corps soignant aujourd'hui. Le fait d'être soigné – qui plus est souvent gratuitement ou presque –, est considéré par beaucoup comme un dû. Ceux qui ont choisi les métiers du soin ne sont donc là que pour les servir. Pas étonnant que devant une mentalité aussi odieuse, bon nombre de soignants décident de laisser tomber la blouse et de se reconvertir.

Nous craignions bien évidemment que dans la flopée des enfants amenés pour fièvre à 40°c avec perte d'appétit et

---

[40] Pathologie « bénigne », mimant une crise d'épilepsie, déclenchée par une forte fièvre chez le jeune enfant.

altération de l'état général, une situation critique se glisse : une méningite ou une pneumonie par exemple. Je découvrais l'enfer des tympans impossibles à visualiser, parce que l'enfant se débattait tellement que son examen s'apparentait à une forme de rodéo, ou tout simplement parce que ses oreilles étaient pleines de cérumen. S'ensuivaient de savantes manœuvres pour essayer de déboucher les oreilles récalcitrantes et pouvoir enfin dire si une otite était ou non à l'origine de la fameuse fièvre. Dans un cas l'enfant était renvoyé avec du paracétamol et dans l'autre une prescription d'antibiotique était pleinement justifiée.

Le cas grave ne tomba pas sur moi, mais sur un de mes collègues. : un garçon de dix ans s'était plaint d'une douleur thoracique récurrente, raison pour laquelle ses parents l'avaient emmené consulter. Mon collègue avait informé le Pédiatre de garde et avait réveillé le Cardiologue de permanence, qui s'était déplacé et avait pratiqué une échographie cardiaque et de l'aorte, qu'il avait décrites comme normales. Le jeune garçon avait donc été renvoyé chez lui avec un antalgique simple. Le lendemain il allait voir son Généraliste devant la persistance de la douleur. Celui-ci, eu égard aux résultats rassurants des examens pratiqués aux Urgences, confirma la prescription de l'antidouleur, tout en le rassurant ainsi que ses parents sur le caractère bénin de cette plainte. Quelques heures après, il s'écroulait brutalement lors d'une partie de football. Le SAMU[41] appelé sur place, réussit à le réanimer, mais il décéda malheureusement quelques heures plus tard. Il s'agissait d'une dissection aortique et tout le monde était « passé à côté ». Mon collègue avait fait tout ce qui était en son pouvoir mais il passa le reste du stage avec cette mort sur la conscience. Une enquête eut lieu et il fut convoqué pour répondre aux questions des investigateurs. Bien que

---

[41] Service d'Aide Médicale d'Urgence

rien ne lui fut reproché, cette histoire touchait tous les Internes et faisait peser lourdement sur nous la responsabilité de nos diagnostics…Fort heureusement nous soignions la plupart du temps des viroses, dont la principale difficulté était de rassurer des parents qui s'affolaient devant les fortes fièvres de leurs bambins.

En fin de stage, j'assistais à une polémique entre les Pédiatres du service : certains entendaient développer une plage de consultations privées avec dépassement d'honoraires – ils y avaient droit –, quand d'autres estimaient scandaleux que l'on puisse utiliser les locaux de l'hôpital public pour une telle activité. Cette question, qui reste un paradoxe dans le système français, ne date pas d'hier puisque, lors de la création des CHU[42] en 1958, elle avait été envisagée, en permettant aux professeurs de médecine d'avoir une partie de leur activité en « privé » en plus de leur salaire, afin d'éviter qu'ils ne quittent l'hôpital et s'orientent vers un mode d'activité plus rémunérateur. La question nouvelle était de savoir si ces dispositions ne pourraient pas être appliquées à l'ensemble des médecins qui exercent à l'hôpital. Pour de nombreux praticiens hospitaliers attachés à « l'esprit du service public », basé sur l'égalité de l'accès aux soins – quelles que soient les conditions de ressources des patients –, c'était tout simplement inacceptable.

Après un peu plus de trente-cinq gardes de vingt-quatre heures en six mois de stage, je regagnais avec bonheur Paris, persuadé que la proximité de mon prochain stage dans un très grand hôpital du treizième arrondissement rendrait les choses plus faciles. Heureusement que nous nous berçons d'illusions, sinon nous n'irions nulle part.

[42] Centre Hospitalo Universitaire

Gériatrie

Je retrouvais donc Paris pour la deuxième fois et cette fois-ci mon lieu de stage était dans le même arrondissement que mon domicile. C'était la première fois que j'allais pouvoir me rendre au travail à pied ! Je ne le savais pas encore, mais je serai chez moi bien plus tard car j'allais avoir des horaires beaucoup plus étendus que dans lors de mon précédent stage…

Le chef de service – le Pr V – était Neurologue et Gériatre, ce qui apportait une coloration particulière à ses prises en charge. Nous avions ainsi souvent à commenter des imageries cérébrales et le fait d'assimiler de l'atrophie cortico sous corticale à « du vieillissement cérébral » – ce qui est pourtant le cas – n'était pas vu de manière très positive, par des médecins dont la spécialité était de s'occuper des sujets âgés. Il valait mieux parler d'un processus de sénescence physiologique, ce qui était évidemment plus distingué.

Les grands moments du service, à savoir « les staffs » auxquels participaient des Gériatres d'autres services se terminaient invariablement par des débats sémiologiques et diagnostics concernant le type de démence dont souffraient nos patients.

Au final, cela ne changeait pas grand-chose puisqu'il n'y avait pas de traitement, si ce n'est les produits anticholinestérasiques dans la maladie d'Alzheimer, mais leurs effets secondaires, notamment cardiaques, devaient rendre prudente leur utilisation.

Le service innovait par sa prise en charge spécifique des patients âgés opérés, à qui une unité dédiée avait été consacrée. Nous savions par exemple qu'une personne âgée qui se cassait le col du fémur avait un taux de mortalité beaucoup plus important si elle n'était pas opérée rapidement et si elle n'était pas levée très précocement après son intervention. Nous jouions donc régulièrement au Kinésithérapeute, en accompagnant les premiers levers et en aidant nos patients à marcher dans les couloirs du service, après nos examens médicaux au cours des visites de l'après-midi.

Les journées de travail étaient assez longues, commençant le matin à 9 heures avec la visite de la dizaine de patients qui nous étaient confiés. Après une rapide pause sandwich, démarrait la contre-visite qui consistait à accueillir les nouveaux patients – c'est à dire les examiner, remplir leur dossier, faire leurs prescriptions de traitements et d'examens – et à recevoir les familles qui le souhaitaient en entretien.

Une à deux fois par mois, nous étions de garde pour la soirée et la nuit. Celles-ci se déroulaient aux Urgences, ce qui était classique, ou il s'agissait de « gardes d'intérieur » qui avaient lieu dans l'ensemble de la petite ville hôpital de la Pitié-Salpêtrière. Il n'existe en effet pas moins de quatre-vingt-dix bâtiments répartis sur trente-trois hectares.

Chaque appel nécessitait souvent de marcher une dizaine de minutes pour se rendre jusqu'au service demandeur. Les nuits d'hiver, il fallait être bien couvert et porter de solides chaussures pour résister au froid et quelquefois à la neige. Les appels pouvaient concerner un patient qui s'agitait, une fièvre chez quelqu'un qui n'avait plus de défenses immunitaires ou le constat d'un décès.

Ces dernières situations étaient évidemment pesantes. Après avoir examiné la personne trépassée pour rechercher les signes négatifs de la vie (abolition des pouls, des mouvements respiratoires et de la réaction pupillaire à la lumière), et les signes positifs de la mort (raideur, pâleur, chute de la température du corps et lividité cadavérique), il fallait consigner son examen dans le dossier, rechercher les causes du décès et surtout s'enquérir auprès des infirmières de savoir si la famille s'attendait au décès du patient et si elle avait laissé des consignes sur le fait d'appeler ou non à toute heure du jour de la nuit. Si c'était le cas il fallait alors décrocher le téléphone, et essayer de trouver des mots réconfortants : « bonsoir, je suis l'Interne de garde de la Pitié, l'état de votre parent s'est aggravé, il faudrait que vous veniez. » Nous évitions d'annoncer directement le décès par téléphone, ne connaissant pas nos interlocuteurs, ni leur manière de réagir. Mais parfois, lorsque la famille habitait loin ou que nous sentions que la personne que nous avions au bout du fil avait compris, nous le lui disions simplement. Il ne servait à rien de mettre en panique quelqu'un qui allait prendre tous les risques pour être auprès de son proche une dernière fois, alors que nous savions pertinemment qu'il était trop tard.

*

Le Pr V nous réunissait quelquefois dans son bureau pour travailler des cas cliniques : il partait d'une situation banale, puis au travers d'une série de questions, nous amenait à raisonner. Il s'agissait de discuter des hypothèses diagnostiques, des moyens de les valider ou de les infirmer en demandant tel ou tel examen ou en recherchant un signe clinique particulier. Cet exercice, même s'il était souvent biaisé par le fait qu'à l'hôpital, nous avons tendance à rechercher des maladies plus rares, était d'une grande pédagogie. Il se rapprochait finalement beaucoup de l'exercice médical au quotidien en consultation et faisait surtout travailler une notion qui est finalement trop peu enseignée : le raisonnement médical.

Être Interne à la Pitié, signifiait aussi avoir comme patients, quelques VIP[43]. Il ne s'agissait pas nécessairement de stars des médias, mais nous pouvions recevoir tel grand patron de société ou tel ancien ministre d'un pays francophone. Ils étaient en général directement pris en charge par le chef de service, ce qui n'empêchait pas que nous lui servions de « petite main ». Ce caractère médiatique, même s'il ne changeait pas objectivement nos prises en charge accroissait la pression sous laquelle nous travaillions.

*

J'avais choisi ce stage, convaincu que « la Gériatrie, c'était l'avenir ! » Je ne souhaitais pas pour autant devenir Gériatre. Même si cette spécialité a en commun avec la Médecine générale son caractère polyvalent, je trouvais plus séduisant de pouvoir soigner des patients à tous les âges de la vie. Ayant affaire très régulièrement à des personnes âgées dans mon exercice quotidien : je me sens très redevable de tous les apprentissages que j'ai pu faire pendant ces six mois.

---

[43] Very Important Person

SASPAS[44] bien !

Pour mon dernier semestre, j'avais le choix de la spécialité, ayant validé, les différents stages obligatoires de la maquette de mon DES. Nous avions l'opportunité de faire un stage en autonomie supervisée au cabinet d'un médecin généraliste, ce qui constituait un trait d'union entre la formation essentiellement hospitalière que nous avions reçue et la possibilité d'envisager une installation en libéral par la suite.

Après une petite semaine de présentation du cabinet et de la patientèle, notre praticien référent nous laissait aux commandes : les patients étaient prévenus qu'ils allaient voir l'Interne de leur médecin habituel et nous assurions ses consultations sans sa présence. En fin de journée, il revenait pour un débriefing de l'ensemble des consultations de la journée, en gardant la possibilité de rappeler un patient s'il estimait que la prise en charge n'avait pas été « optimale ».

La particularité de mon maître de stage était qu'il était le patron du département de Médecine générale de la faculté de Créteil. C'est-à-dire que je l'avais à la fois comme prof lors des journées d'enseignement à la fac et comme référent de stage. Il était installé avec trois autres médecins généralistes – qui étaient d'anciens camarades de faculté – à Épinay-sous- Sénart, dans l'Essonne.

Il faisait partie des premiers enseignants à avoir obtenu le titre de professeur de Médecine générale, cette distinction étant habituellement réservée aux spécialistes hospitaliers. Avec d'autres universitaires, ils avaient écrit l'histoire

[44] Stage Ambulatoire en Soins Primaires en Autonomie Supervisée

d'une discipline qui n'existait tout simplement pas. Jusqu'au début des années 80, on devenait Généraliste, en ratant ou en ne passant pas le concours de l'Internat. Les enseignements reçus par les futurs Généralistes étaient uniquement dispensés par des Spécialistes : la cardio, le pneumo, la gastro du Généraliste, mais il n'y avait pas d'enseignement propre à la discipline qui était considérée comme un fourre-tout et non une comme une spécialité à part entière.

Claude Attali faisait partie de ceux qui avaient imposé que les enseignements reçus par les Internes de médecine Générale soient dispensés par des Généralistes enseignants et que la Médecine générale soit reconnue par l'Ordre des médecins comme une Spécialité à part entière.

Cette dernière conquête ne profite d'ailleurs pas à grand monde, si ce n'est aux universitaires, qui ont au moins la satisfaction de voir leur travail et leur engagement reconnu par leurs pairs. Pour la Sécurité Sociale, comme ça ne lui coûte pas plus cher, elle a bien sûr applaudi des deux mains.

Au cabinet, professeur ou pas, le tutoiement était de rigueur, ce qui me faisait bien sûr un peu drôle, et qui n'était pas sans lien avec un côté communiste post soixante-huitard.

Ce compagnonnage avait aussi une certaine saveur puisque j'avais côtoyé un de ses fils qui travaillait comme gérant des Urgences Médicales de Paris où j'avais officié comme régulateur d'appels de nuit. À celui-ci, lorsqu'à l'énoncé de son nom, j'avais demandé si son père était également médecin, il m'avait répondu sans ambages, « oui, c'est bien lui qui mène la vie dure aux Internes de Médecine générale de Créteil ! » Après le fils, j'avais donc affaire au père.

Claude ne manquait pas d'humour non plus. Au début du stage, ne me voyant pas très à l'aise, il m'avait dit : « tu vas voir, je suis un peu psychorigide mais ça va bien se passer ».

Mais choisir Claude comme maître de stage était un pari risqué. En tant que responsable de l'enseignement, il pouvait tout à fait choisir de ne pas valider mon stage s'il ne m'estimait pas à la hauteur et je n'aurais alors aucun recours. Pour autant si je voulais que les choses évoluent – j'entends que l'on facilite l'évolution professionnelle des paramédicaux vers la médecine – c'était bien lui qu'il fallait choisir. En m'ayant eu comme Interne, il ne pourrait pas dire qu'un de ses subordonnés m'avait trop facilement validé le stage, alors que je n'avais pas le niveau.

Il faut dire que je ne lui facilitais pas forcément la tâche pour m'aimer. J'utilisais un disque dur externe pendant mes consultations dans lequel se trouvait un certain nombre d'outils ou de référentiels qui devaient m'aider en cas de difficulté. Je créais aussi chaque jour un fichier dans lequel je notais la synthèse des consultations de la journée.

L'ordinateur de Claude n'était pas du dernier cri et il n'était pas rare qu'en branchant mon disque dur cela provoque l'extinction de l'ordinateur. Il suffisait en général de le rallumer et surtout de ne plus toucher au disque dur externe de la journée. Cependant, à la suite d'une énième panne et devant l'impossibilité de relancer l'ordinateur, je dus redémarrer celui-ci à partir d'un point de restauration fait à une période antérieure : cela permit de le réanimer, mais toute la comptabilité sur la période « manquante » avait disparu. Autant dire que j'entendis parler du pays…

Sinon, Claude jouait parfaitement le jeu. Si j'avais une question, je l'appelais et il décrochait où me rappelait dans les minutes qui suivaient. Il accepta même de continuer à être « l'ami qu'on appelle pour un conseil », pendant mes premiers remplacements. Jusqu'au jour où il me dit gentiment : « tu sais, il va falloir que tu trouves de nouvelles personnes ressources ». Par ailleurs, Claude ne mélangeait pas tout et avoir été son Interne ne donnait droit à aucun favoritisme. Nous avions cependant quelques goûts en commun : l'art africain pour lui – les voyages en Afrique pour moi – et un certain intérêt pour la psychanalyse.

Alors que je débriefais avec lui la consultation d'un homme d'une trentaine d'années qui avait une jalousie pathologique vis-à-vis de ses compagnes – au point qu'elles finissaient par s'enfuir –, il m'interrompit en me demandant : « est-ce que ça t'aiderait si je t'explique pourquoi il est comme ça ? ». Je trouvais ça assez singulier, mais il piquait évidemment ma curiosité. Il me raconta alors qu'il avait suivi la mère de ce garçon, qui était une adepte des soirées échangistes et que c'était vraisemblablement à la suite de l'une d'elles que mon patient était né. L'idée de Claude était qu'il projetait sur toutes ses compagnes les mœurs libertines de sa mère, ce qu'il était absolument incapable de supporter.

Je trouvais ça quand même beaucoup plus intéressant que le fait d'enfermer mon patient dans une des lignes de la classification internationale des maladies psychiatriques. Rien ne disait que je pourrais l'aider, mais ça ouvrait une perspective : à la fois de compréhension de ce qu'il vivait, mais aussi de traitement et pourquoi pas de guérison.

*

Le cabinet était également occupé par Gérard Le Roux, un Généraliste à l'érudition incroyable, passionné par les différents champs de sa discipline, qui continue à transmettre ses connaissances, en animant des formations et en partageant des newsletters fournies à tous ceux qui se montrent intéressés.

Après presque dix ans de pratique, je me sens toujours très ignorant face à quelqu'un comme Gérard. Je mesure aussi l'absurdité de l'attitude de tous ceux qui considèrent les Généralistes comme des « bobologues » : les connaissances très étendues de Gérard dans de nombreuses disciplines médicales le faisaient plutôt approcher du multi-Spécialiste. Près de cinquante ans après le début de sa carrière médicale, la pulsion d'épistémophilie qui l'y avait conduit, ne l'a pas quitté.

La thèse

Comme pour les autres disciplines, l'obtention du doctorat de médecine se fait grâce à la soutenance d'une thèse. Fort de la promesse de l'ancien président de MSF de me donner un sujet de thèse le moment venu, je pensais aborder cette obligation comme une formalité. Ce projet devait malheureusement connaître de nombreuses vicissitudes. Si Jean-Hervé Bradol tint parole, il se rendit compte rapidement que les exigences formulées par la fac allaient bien au-delà de l'engagement qu'il pensait fournir.

Le sujet d'études sur lequel il voulait me faire travailler était par ailleurs très ambitieux pour une simple thèse d'exercice. En effet « l'évaluation d'une politique de prévention associant un package vaccinal, la distribution d'une supplémentation nutritionnelle et un traitement prophylactique du paludisme chez les enfants de moins de cinq ans pour diminuer leur morbi-mortalité » à Koutiala au Mali, était un projet qui risquait de s'étaler sur de nombreuses années. Par ailleurs, les modalités de l'évaluation n'étaient pas clairement définies, de même que la population étudiée par rapport à la population contrôle, sans parler des problèmes éthiques soulevés par le fait de pouvoir laisser des enfants sans traitement, alors que leur vie était directement menacée. Enfin, l'impossibilité de partir en mission, dans un contexte sécuritaire devenu précaire au Mali remit en question définitivement le projet de cette thèse.

Étant à l'époque l'Interne de Claude Attali, le patron du département de Médecine générale, je pris mon air le plus contrit et j'allais lui expliquer que mon projet de thèse était tombé à l'eau et qu'il serait bien heureux qu'il en ait un sous le coude pour moi. « Ça t'intéresse la BPCO[45], me lança-t-il ? » À ce moment tout m'intéressait, même si je me demandais si ce n'était pas un pied de nez de sa part, alors qu'il savait que j'étais fumeur. « Tu vois on a un projet avec les Pneumologues de Créteil, et on voudrait faire une grande étude sur la prise en charge de cette maladie sur le territoire de santé de la faculté de Créteil ».

Après une ou deux réunions – de trois heures tout de même – avec l'ensemble des protagonistes, il fut décidé que le sujet de ma thèse serait de « faire une photographie de la prise en charge des patients BPCO dans le Val de Marne et la Seine et Marne, en retraçant leur parcours de soins ». Pour ce faire, je devais aller interviewer les principaux acteurs à l'œuvre, à savoir les médecins Urgentistes et les Pneumologues des centres hospitaliers couvrant ce territoire.

La première partie consistait donc à recenser tous les acteurs susceptibles d'être inclus dans l'étude, à récupérer leurs coordonnées, à rédiger un courrier qui serait estampillé par la fac et à leur envoyer, à rendre compte de l'avancée du travail et des retours obtenus. Dans les cas où je n'avais pas de réponse, les Pneumologues promoteurs de l'étude se chargeaient d'envoyer un deuxième mail afin d'appuyer ma demande d'entretien.

Il s'agissait ensuite de réaliser une enquête par entretien. Il fallait enfin recouper les éléments généraux communs à la prise en charge de ces patients ainsi que les divergences qui pouvaient exister entre les différents territoires en termes de circuits d'arrivée, de lieux d'hospitalisation, de consultations de prévention secondaire pour éviter les rechutes et de structures de réhabilitation respiratoire éventuelles disponibles.

---

[45] Broncho Pneumopathie Chronique Obstructive : pathologie liée au tabagisme chronique.

Inutile de dire que c'était un travail de titan, puisqu'une fois les rendez-vous pris, je devais me déplacer pour réaliser les entretiens de Melun jusqu'à Coulommiers en passant par Provins, Meaux, Fontainebleau, Forcilles… Autant de charmantes communes, dont certaines n'étaient d'ailleurs pas desservies par les transports en commun.

Une fois ma « moisson » effectuée, je devais retranscrire par ordinateur, les entretiens que j'avais enregistrés avec un microphone et qui duraient en moyenne une trentaine de minutes. J'en réalisais quarante-deux, c'est dire si je passais des heures à la bibliothèque, le casque sur les oreilles à écouter, réécouter, puis réécouter encore les verbatims de mes interlocuteurs afin de n'oublier aucun mot dans mes transcriptions, que j'envoyais ensuite scrupuleusement à mon directeur de thèse.

Celui-ci me demanda ensuite d'appliquer une grille de lecture commune à chacun des entretiens afin d'en faire émerger les principaux signifiants. Sur mon idée, je réalisais enfin pour chaque site un schéma des différents intervenants et des différentes structures mobilisées pour la prise en charge des patients BPCO.

La bagatelle de cette étude me demanda plus d'un an de travail, en parallèle de mes remplacements que j'effectuais à mi-temps. Une fois le travail terminé, il fallait trouver un jury, une date de soutenance, pour enfin avancer. Quelques temps plus tard, la fac imposa aux étudiants de soutenir leur mémoire de DES avant de présenter leur thèse, ce qui compliquait encore un peu plus la tâche. J'échappais heureusement à cette obligation.

Le jour dit, j'étais ému et impressionné, peu habitué à m'exprimer ainsi qu'à présenter mon travail en public. La soutenance se passa finalement très bien et je fus félicité pour l'ensemble de mon parcours et pour la qualité du travail présenté, par l'attribution d'une médaille d'argent de thèse, ce qui était la plus haute distinction à laquelle je pouvais prétendre (la médaille d'or étant réservée aux autres spécialités, hors Médecine générale).

C'était une victoire aussi car mon père étant gravement malade, j'avais mis les bouchées doubles pour qu'il puisse assister à ce qui constituait la fin de mon parcours d'étudiant en médecine. Mais cette victoire était évidemment amère puisque l'attribution de mon grade de Docteur, était concomitante à ma totale impuissance à faire quoique ce soit pour lui. Joie et douleur s'intriquaient paradoxalement. Mon père put finalement assister à cette cérémonie et me faire part de sa fierté. Au moment de ma soutenance de mémoire, il était malheureusement en Réanimation et devait décéder trois mois plus tard après un calvaire que je ne souhaiterais pas à mon pire ennemi.

Le mémoire

J'avais donc fini mon Internat, j'avais soutenu ma thèse et même participé à la rédaction d'un article dans une revue spécialisée[46], mais, il me restait le meilleur pour la fin, à savoir la soutenance de mon mémoire de DES de médecine générale. Il s'agissait en fait de la compilation des travaux facultaires qui nous avaient été demandés pendant nos trois années d'Internat : reproduction des vignettes Powerpoint® préparées à l'occasion d'un enseignement interactif, journaux de bord rédigés lors de chaque stage et six Récits de Situations Complexes Authentiques – qui avoisinaient chacun la douzaine de pages –, dans lesquels nous devions décrire les situations problématiques que nous avions rencontrées et les stratégies détaillées que nous avions mises en œuvre pour y répondre. Cela commençait par l'aspect biologique, puis nous devions essayer de comprendre dans quel contexte cette situation était survenue (aspect social) et quel retentissement cela occasionnait chez le patient et chez nous (point de vue psy). Venaient ensuite, des aspects réglementaires (recommandations de sociétés savantes, de la Haute Autorité de Santé…) et éthiques.

Tout cela constituait un ensemble indigeste de cinq cents pages et je pensais m'en tirer, avec une belle mise en page. J'avais oublié que malgré la présence d'un directeur de mémoire – dont le rôle était tenu par notre tuteur – nous

[46] Trajectoires de soins des patients ayant une bronchopneumopathie chronique obstructive : points de vue des acteurs hospitaliers

devions présenter le mémoire finalisé à un relecteur avant d'être autorisé à le soutenir.

Je ne m'étais, il est vrai, pas beaucoup foulé pour bon nombre de contenants, en me disant que je ne serai de toute façon pas lu et que sitôt imprimé, ce pavé irait rejoindre rapidement les étagères de ma bibliothèque où son seul rôle serait d'attester à quel point j'avais dû trimer pour obtenir mon diplôme de médecin. Mais c'était mal connaître mes enseignants et mon mémoire fut retoqué : la relectrice me demandait une aussi fastidieuse que désespérante liste de modifications à apporter. Je dus consacrer quasiment deux mois de travail quotidien à réaliser les corrections avant de le renvoyer et d'obtenir enfin l'autorisation de le présenter.

Passée cette dernière étape, je pus enfin obtenir mon diplôme et mettre un terme aux presque onze années qui me séparaient du début de ma reprise d'études.

Si la thèse était une obligation légale dans toutes les facultés de médecine, la soutenance du Mémoire de DES de Médecine générale était propre aux enseignants de Créteil. Deux médecins généralistes enseignants commentaient le travail rendu par l'étudiant et l'interrogeaient sur les différentes dimensions soulevées par l'exercice du métier de Médecin généraliste : questions de connaissances théoriques, d'examen du patient, de gestion de la complexité et de l'incertitude diagnostique…

Alors que je venais de me faire bombarder de questions par un des enseignants, j'étais prêt à aller me rasseoir, en pensant que j'avais eu mon compte. Claude A., qui était mon autre jury, m'apostropha en me disant « mais reste-là voyons je ne t'ai pas encore interrogé ! » Moins sympathique comme professeur de médecine qui interroge son étudiant, que comme maître de stage, je tentais tant bien que mal de défendre mon travail devant lui, même si je comprenais en l'écoutant, quelles en étaient toutes les insuffisances. Son collègue me dit quand même en guise de conclusion que, si je le souhaitais, ma place était parmi eux, au département de Médecine générale. Cela sous entendait de continuer à travailler sous leur coupe, pour espérer – peut-être un jour – devenir maître de conférences. Je fis part de ma profonde gratitude, mais je ne laissais pas d'ouverture pour une suite. Les questions s'étant enfin taries, je compris que ma formation médicale était achevée. À cet instant, je repensais à ce médecin belge, croisé en Guyane dix ans plus tôt qui m'avait dit : « tu verras le jour où tu auras ton diplôme, tu seras bien content d'avoir fini ». Enfin j'y étais !

2ème Partie :

Exercer

Vous allez être riches !

Ce discours nous fut adressé en début d'Internat lors d'une journée qui réunissait les étudiants de l'ensemble des facultés d'Île-de-France. Après six ans d'études sans toucher un sou ou presque, ce discours était comme une oasis après une longue traversée du désert.

À ce stade, notre paye d'Interne nous donnait déjà le sentiment de richesse alors qu'elle avoisinait les mille cinq cents euros par mois. Pour moi, c'était surtout, une sécurité financière retrouvée après tant d'années à faire de savants calculs, pour savoir si j'arriverais à boucler mes fins de mois.

Être riches, nous le serions probablement, beaucoup plus que la majorité des Français. Nous étions également au fait que les disparités de rémunérations entre les différents médecins seraient très importantes. Mais qu'à cela ne tienne ...au moins, nous avions la satisfaction de savoir que tout le travail fourni aboutirait à un métier qui, en plus de son grand intérêt, allait nous permettre de vivre confortablement.

*

Près de quinze ans après ce discours, je suis effectivement devenu relativement « riche » : je suis propriétaire de mon appartement en banlieue parisienne, et j'ai quelques économies de côté. Je n'ai ni maison, ni château, je ne vais pas en vacances dans des endroits extraordinaires, mais d'une manière générale, d'un point de vue matériel, je ne manque de rien, même si je ne vis pas dans le luxe. La promesse de l'acquisition de « richesses matérielles » pour un médecin qui travaille régulièrement s'est donc bien réalisée.

Aujourd'hui, pourtant cette notion de richesse m'interroge. Il m'arrive en effet de penser que depuis le début de mon parcours en médecine, la richesse de ma vie professionnelle a paradoxalement décru.

Si la sensation d'être assimilé à un ouvrier spécialisé du soin, sans espoir d'évoluer vers un statut plus enviable, m'a poussé à quitter la profession infirmière, au moins avais-je la sensation de participer à une médecine de pointe, de travailler en équipe, de prendre en charge des maladies graves de manière efficace.

Je ne parle même pas du « bonheur » que j'ai pu éprouver en mission humanitaire, où les responsabilités étaient faciles à acquérir pour qui se montrait investi et impliqué dans la gestion des problèmes qu'il rencontrait. Faire une carrière humanitaire n'aurait cependant pas été dénué de risques, du fait du travail quasi exclusif dans les contextes de guerre, d'épidémies, de catastrophe naturelle ou de famine, et j'avoue que cela me faisait assez peur.

Lors d'une conversation avec Isabelle Defourny.[47], celle-ci m'avait rappelé une évidence : « on ne peut pas vivre toutes les vies, en tout cas pas en même temps » et il m'a bien fallu faire un choix, qui même bien pesé, n'a pas été sans laisser quelques frustrations. Serai-je plus épanoui aujourd'hui si j'étais resté chez MSF ? Nul ne peut le dire. Je me serais sans doute maudit d'avoir laissé passer mon ultime chance de devenir médecin. Les grands choix ont des conséquences durables et l'on ne peut pas réécrire l'histoire ou rejouer le match. L'accepter, c'est sans doute parvenir à ce que les psychanalystes appellent « élaborer une castration symboligène » : je n'ai pas tout, mais je m'en

[47] Ma chef de mission au Burundi, devenue présidente de la section française de MSF, en juin 2022

contente, en me disant que j'ai déjà eu la chance de pouvoir choisir au moins une partie du chemin.

J'achèterai dans quelques années peut-être même une maison (un vrai luxe en région parisienne). Mais est-ce que la richesse matérielle permet véritablement l'épanouissement ?

Loin de mépriser l'argent, dont j'apprécie la liberté qu'il procure, j'en sais aussi les limites. Les véritables richesses humaines ne s'achètent pas et surgissent le plus souvent dans un contexte où on ne les attendait pas.

Remplacer

Une fois finie la période d'Internat et dans l'attente de pouvoir soutenir ma thèse et mon mémoire, je n'avais pas d'autre choix que de trouver des remplacements pour gagner de l'argent, les hôpitaux et cliniques n'employant que des médecins diplômés.

Les opportunités de remplacement étaient connues soit par le bouche-à-oreille ou grâce à des sites spécialisés tels que Média Santé. Nous pouvions aussi remplacer nos anciens maîtres de stage, ce qui avait comme avantage évident de ne pas couper le cordon et d'exercer dans un environnement déjà connu. Cela permettait de créer une transition en douceur avec l'exercice en solo : nous savions que nous pouvions toujours les appeler en cas de difficulté. Si j'ai effectué quelques journées de remplacement selon cette modalité, c'était bien insuffisant pour en vivre. J'ai donc rapidement cherché des opportunités qui me permettent de travailler plus. Media Santé proposait des remplacements en Île-de-France, mais qui se situaient souvent à des temps de transport vraiment importants, depuis Paris. Je privilégiais donc des annonces en province où le médecin voulant se faire remplacer proposait un logement à titre gracieux. Aux périodes de vacances scolaires qui étaient habituellement proposées, s'ajoutaient des périodes de remplacement continu pouvant aller de quelques semaines à quelques mois. Il s'agissait alors le plus souvent de « médecins malades » ou de praticiens dont les enfants étaient grands et qui s'affranchissaient des périodes de vacances scolaires habituelles, pour partir en voyage.

J'ai ainsi remplacé un médecin qui avait dû fermer son cabinet car il marchait avec beaucoup de difficultés suite à une amputation du pied liée à une artérite, une collègue qui avait fait une complication grave de la grossesse, une autre dont le mari était atteint d'un cancer du poumon à un stade très avancé et qui suspendait son activité pour prendre soin de lui, un dernier enfin qui avait des problèmes de boisson et qui prenait du champ pour se soigner.

C'était assez particulier d'entrer dans l'exercice professionnel par la maladie de ceux qui soignent, d'autant plus que mon propre père était à la même époque atteint d'une maladie très grave. J'adaptais la fréquence, la durée et la localisation géographique de mes remplacements, en fonction des demandes de soutien médical que lui et ma mère pouvaient me faire.

Il m'arrivait de temps à autre de remplacer à Paris ou en proche banlieue. À Nanterre, je découvrais la pratique avant-gardiste d'un confrère installé dans une des tours du quartier Pablo Picasso et qui travaillait en tiers-payant intégral bien avant que Marisol Touraine[48] ne vienne en faire la promotion. Ce fut la seule fois où je croisais une patiente assez culottée pour venir me demander un arrêt de travail pour sa sœur – qui semblait avoir bien mieux à faire que de le demander elle-même –. Je découvrais aussi une certaine conception de la « médecine d'abattage » : ce confrère travaillait uniquement les après-midis et m'assurait faire jusqu'à trente-cinq consultations en l'espace de six heures. Ça ne laissait ni beaucoup de place à l'écoute des patients ni aux temps morts ! À une autre occasion, je remplaçais un médecin à proximité de la gare Montparnasse, dont les patients ne venaient à lui que sur le mode de la consultation libre. La salle d'attente pouvait donc rester déserte quelques temps puis tout d'un coup se remplir. Je faisais alors face à un afflux de patients

---

[48] Ministre des affaires sociales et de la Santé de 2012 à 2017

empressés et pestant devant le délai d'attente avant de pouvoir consulter. Je m'entendais bien avec ce médecin, que je remplaçais à plusieurs reprises jusqu'au jour où je lui dis que j'allais fermer le cabinet quelques jours… Mon père était alors au dernier stade de sa maladie et je souhaitais être auprès de lui pour ses derniers moments. Non seulement, il ne manifesta aucune empathie, mais je compris qu'il était vraiment contrarié par la situation (il était en vacances en Afrique du Sud). À son retour – mon père était décédé entre temps – je n'eus pas plus de sympathie. J'avais osé fermer, il ne s'en remettait pas. Inutile de dire que nos liens se sont arrêtés là !

Au cours de mes pérégrinations, j'atterris le temps de quelques semaines à Fournols, village du Livradois, en Auvergne. Le Dr M, le médecin du village – qui en était aussi le maire – avait soixante-dix ans bien sonnés et était resté très fringant. Il poursuivait son activité tout en prenant très régulièrement des vacances. Résolument aventurier, il me raconta au retour d'une de ses équipées, avoir été dépouillé par un faux chauffeur de taxi et ses complices, qui faisaient la chasse aux touristes à la sortie de l'aéroport de Caracas au Venezuela. « Mais je ne me suis pas laissé faire », tonnait-il, m'assurant que ses adversaires en avaient eu pour leur compte, alors que lui-même était rentré avec un magnifique cocard. Lors du remplacement suivant, je me demandais s'il allait finir par rentrer ou si je n'allais pas me retrouver avec son cabinet sur les bras. Celui-ci étant adjacent à sa maison, cela ne permettait pas vraiment de différencier vie professionnelle et vie personnelle. Le Dr M n'avait pas non plus séparé sa ligne téléphonique privée de sa ligne professionnelle si bien que les fermiers du coin avaient pris l'habitude de prendre leurs rendez-vous à six heures et demie du matin, ce qui me réveillait et me mettait de mauvaise humeur dès le matin. Situés à plus de soixante kilomètres de Clermont-Ferrand, les habitants du village qui appelaient le SAMU la nuit étaient renvoyés vers leur médecin traitant pour un premier avis avant qu'un véhicule du SMUR[49] ne soit éventuellement affrété. C'est ainsi que je dus gérer tour à tour un « embarras épigastrique » qui persistait – que je requalifiais une fois l'ECG[50] réalisé en infarctus du myocarde –, une colique néphrétique et quelques Urgences pédiatriques. C'était à la fois très enrichissant médicalement, mais c'était aussi un exercice très solitaire. Une partie non négligeable de l'activité avait lieu à l'occasion de visites à domicile. J'avais beau avoir un smartphone équipé d'un logiciel de navigation, un grand nombre d'endroits de la région n'était pas couvert par le réseau GSM[51]. Je m'arrêtais souvent pour demander mon chemin, tout en essayant de ne pas me perdre encore plus, après les explications pas toujours très claires que j'avais reçues.

Les journées de consultation commençaient à huit heures du matin et se terminaient vers vingt heures. Il fallait alors dîner rapidement, essayer de se détendre, tout en se disant qu'il était tout à fait probable que je puisse être rappelé dans la nuit. Lors de mon deuxième séjour, les chutes de neige qui venaient d'avoir lieu avaient eu pour conséquences des coupures de téléphone et d'électricité. Visiblement ce n'était pas la première fois que cela arrivait et je dus démarrer le groupe électrogène pour avoir un peu de lumière. N'arrivant plus à joindre le bureau, les patients se présentaient directement pour une consultation. Des voisins prévenants étaient venus jusqu'au cabinet pour que j'intervienne auprès d'un vieux monsieur, dont l'état de santé s'était dégradé brutalement. Je les suivais prudemment sur cette route enneigée, tout en essayant de prendre des repères pour la route du retour. Faire intervenir

---

[49] Service Médical d'Urgence et de Réanimation
[50] Électrocardiogramme
[51] Global System for Mobile communications

les secours était une aventure, les ambulanciers connaissaient heureusement très bien la région. Le Dr M. m'avait raconté que plus tôt dans sa carrière, il faisait les accouchements à domicile, et qu'il faisait parfois ses visites à ski lorsque les routes étaient bloquées par la neige.

S’installer

Passées deux années d’intérims, je commençais à en avoir assez du statut de remplaçant – certes enviable de par la grande liberté qu’il conférait, avec parfois de longues périodes de repos, de vacances ou d’activités annexes – mais qui s’accompagnait aussi d’une certaine précarité. N’étant pas un forçat de l’organisation, il fallait régulièrement faire les petites annonces, prendre contact avec les médecins à remplacer et me déplacer éventuellement sur le lieu du remplacement. Après avoir été formaté longuement par les stages et les remplacements en Médecine générale, il m’apparaissait absurde de retourner vers une activité salariée.

Je regardais ici et là les offres d’installation, mais n’ayant pas une connaissance particulière des lieux, ni des personnes, il me semblait toujours assez risqué de faire un choix au simple jugé. L’opportunité se présenta d’une manière assez inattendue, de la part de mon propre médecin traitant, qui travaillait avec trois associés, et s’approchait de l’âge de la retraite. Il cherchait de ce fait un successeur.

Cette proposition eut lieu presque « brutalement » alors que j’étais venu le consulter pour lui exposer deux ou trois misères. Après les avoir brièvement explorées, il orienta la conversation pour savoir quelles étaient mes aspirations professionnelles. Je lui exposais mon projet d’installation à moyen terme. Aussitôt, il me dit qu’il pensait lui-même cesser son activité prochainement et que je pourrais commencer par le remplacer avant qu’il me cède sa patientèle.

Cette succession ne se fit pas sans heurts. Une des quatre associées ne s'entendait plus avec les autres et bloquait les décisions importantes de la vie du cabinet. Aucune solution de conciliation n'ayant pu être trouvée avec elle, elle finit par quitter le cabinet, quelques mois avant ma date d'installation.

Dans la foulée, un autre jeune médecin intégrait l'équipe comme collaborateur, dans la perspective de succéder au deuxième fondateur du cabinet, un an plus tard.

Huit ans après mon installation, alors qu'il est devenu presque impossible de trouver un remplaçant pour les vacances scolaires, et encore moins des candidats à l'installation pour succéder aux Généralistes du quartier qui partent en retraite, je suis convaincu que si nous n'avions pas – avec mon désormais associé – pris la relève de nos aînés, ce cabinet aurait fermé.

Cela aurait été évidemment dommage pour nous, même si les endroits où travailler ne manquaient déjà pas à l'époque, mais cela aurait été une catastrophe pour la nombreuse population du quartier, qui n'aurait assurément pas retrouvé de médecin de sitôt. Je suis en effet persuadé que les cabinets médicaux bien implantés, sont un facteur d'apaisement social, à commencer bien évidemment par les « zones sensibles » du territoire français.

Tu es sûr que c'est vraiment ça que tu veux faire ?

La question, après dix ans d'études, pouvait paraître saugrenue. Surtout venant de la part d'un « vieux » médecin qui allait devenir de surcroît mon associé le temps d'une année, avant de partir en retraite. « Parce que tu comprends, la vie d'un Généraliste, c'est une vie de chien ! ».

Marc avait toujours travaillé beaucoup et vite, ce qui impliquait également une grande fatigue. Son regard sur sa profession au crépuscule de sa carrière médicale n'était pas sans laisser entendre un certain désenchantement. Peut-être que son « rythme » de travail participait à ce sentiment, mais je n'étais pas à sa place. Impossible de dire, quelle vision je porterai sur ce métier dans trente ans, alors que j'allais tout juste m'installer.

Les conditions d'exercice et les mentalités ont aussi sans doute évolué. Je n'ai jamais vu Marc refuser un patient parce qu'il n'avait plus de place en consultation : il le prenait en plus, entre deux rendez-vous. Je suis incapable de suivre ce type de fonctionnement : je suis la plupart du temps en retard et je fais remarquer aux patients suivis pour une maladie chronique, qui viennent en dernière minute, parce qu'ils n'ont plus de médicaments, qu'ils doivent planifier leurs rendez-vous médicaux.

Je gagne sans doute moins bien ma vie que certains praticiens, qui n'hésitent pas à « faire de l'acte ». Notre système récompense plus la quantité que la qualité, mais je ne peux m'y résoudre. Parce qu'au final que restera-t-il de tout ce temps passé en consultation ? Une rémunération à la hauteur de mon niveau de responsabilité et de compétence ? Non pas que je méprise l'argent : j'ai trop couru après quand j'étais étudiant pour le snober. Mais pouvoir financer une maison en Île-de-France, ne remplace pas la satisfaction de savoir que l'on a été utile à ses patients ou tout du moins, que l'on a fait de manière consciencieuse et qualitative son travail.

Alors, je ne serai sans doute jamais assez payé du prix de mes douloureuses années de refonte professionnelle. La société se montrera toujours ingrate vis-à-vis du lourd investissement personnel, qui est assorti au choix de soigner ses congénères. Elle l'estime bien naturel et dans la prolongation de ce choix. Tel est supposé être l'appel de la « vocation ».

Ceux qui ont choisi cette voie, savent qu'il n'en est rien. Si le goût des autres est un ingrédient indispensable pour s'épanouir dans notre métier, la pratique n'est pas sans nous réserver des déceptions régulières et cruelles sur la nature humaine.

Et puis le professionnalisme doit être payé : dans un pays classé parmi les plus riches du monde, le mépris à rémunérer correctement ceux qui soignent, en est d'autant plus choquant.

Mais c'est une des hypocrisies, dont la France a le secret. Celui qui gagne de l'argent par son travail est suspect, tandis que le simple fait d'envisager une réforme de l'imposition qui taxerait plus les successions – où ceux qui en bénéficient, n'ont aucun mérite à les percevoir – déclencherait à coup sûr, une levée de boucliers.

S’associer

Si le médecin généraliste de ville exerçant seul à son cabinet sur des horaires étendus existe encore, il s’agit en majorité de praticiens plutôt âgés et qui ont de plus en plus de mal à trouver des successeurs, qui travaillent selon les mêmes modalités qu’eux.

Les jeunes médecins, pour diverses raisons préfèrent travailler en groupe : notamment pour la mutualisation des horaires et des patientèles, ce qui permet de garantir la permanence des soins lors de leurs congés, de leurs formations ou de leurs éventuels arrêts maladie. Cela permet aussi une mise en commun des charges du cabinet, la prise en charge du salaire d’une secrétaire, ou d’un assistant médical… bien entendu si le cabinet est assez grand et si les aides à l’emploi deviennent à l’avenir suffisamment attractives.

C’est aussi l’occasion d’une certaine convivialité, le principal étant que chacun assume ses responsabilités, honore ses obligations financières et participe à la vie du cabinet : commandes de matériels, gestion du parc informatique, du logiciel médical, de la comptabilité, du ou des salariés…

S’il existe une phase de lune de miel, lors du début d’une association, il n’est pas rare que des remous surviennent dans les relations entre associés : du fait de manières différentes de travailler, des divergences sur le choix d’un logiciel métier plutôt qu’un autre…

Comme dans toutes les aventures en équipe, il convient d’identifier les points forts de chacun et de trouver des concessions, qui permettent à chacun de se sentir considéré et d'arriver à une certaine harmonie de collaboration.

Travailler avec des associés est le prix de la liberté : je travaille quatre journées par semaine et je ne pourrais jamais avoir ce rythme-là si je m'étais installé seul. J'ai toujours du mal à convaincre mes associés de basculer vers une version en ligne de notre logiciel médical mais un jour peut-être, y arriverai-je …

Les visites

Installé à Paris, je suis avec un de mes associés, l'un des derniers médecins à effectuer des visites à domicile dans notre quartier. Nous prorogeons l'activité qui a été initiée par les fondateurs de notre cabinet il y a plus de trente ans et qui avaient commencé leurs carrières chez SOS médecins.

En toute honnêteté, je trouve que les consultations à domicile permettent d'avoir une activité plus riche : le fait d'être reçu chez nos patients modifie nécessairement la relation que nous entretenons avec eux.

C'est aussi l'occasion de développer plus de liens avec d'autres professions de santé comme les infirmiers et les kinésithérapeutes et d'avoir une vision beaucoup plus globale de la prise en charge de nos patients, en intégrant notamment la dimension sociale de leur suivi.

Par le biais du domicile, j'interviens dans deux résidences avec services pour seniors, un EHPAD[52], un foyer pour traumatisés crâniens et je collabore avec un réseau de soins palliatifs à domicile.

Les patients que j'accompagne sont quasi exclusivement des personnes âgées dépendantes, que j'ai souvent suivies au début au cabinet et qui au fur et à mesure du temps ne sont plus arrivées à se déplacer. Je consacre deux demi-journées par semaine à cette activité…

Au début je faisais toutes les visites à pied et en transports en commun, mais je perdais un temps considérable entre chaque patient. Mon prédécesseur, qui

---

[52] Établissement d'Hébergement pour Personnes Âgées Dépendantes

se déplaçait en scooter, acceptait de se rendre quelquefois très loin du cabinet.

Il a donc fallu redéfinir quelques règles, notamment sur le périmètre d'habitation des patients qui postulaient pour un nouveau suivi. Utiliser la voiture à Paris, n'était pas envisageable du fait des conditions de circulation et des difficultés de stationnement. Le vélo pouvait sembler avantageux mais il fallait également trouver à le garer et surtout pouvoir le sécuriser, les vols étant particulièrement fréquents. J'en suis donc arrivé au choix de la trottinette électrique, qui est pliable et que je peux emporter chez mes patients.

Faire des visites oblige à sortir d'une certaine zone de confort. Si au cabinet, nous définissons un cadre avec un certain nombre de paramètres, aller chez ses patients nous projette dans leur univers : familial, amical, psychologique et social.

La distance entre le médecin et le patient se réduit : nous sommes chez eux. Nous découvrons directement les difficultés du « maintien à domicile » : la solitude de certaines personnes âgées qui n'ont comme contact que la visite de leurs aidants, qui se restreint quelquefois à leur médecin.

Le plus souvent en arrivant, il faut demander poliment si l'on peut baisser le son de la télé ou mieux l'éteindre. Et puis, il faut trouver le fauteuil ou le canapé où faire l'examen, trier parmi les nombreux documents qui nous sont fournis, courir après l'ordonnance, évaluer le stock de médicaments restants afin d'éviter le gâchis, appeler le fils ou la fille pour les tenir au courant de la situation.

Il faut ensuite évaluer le maintien à domicile, discuter avec les différents interlocuteurs, proposer les coordonnées de tel ou tel autre acteur (kiné, infirmière, pédicure) qui pourrait venir améliorer la prise en charge.

Je passe aussi beaucoup de temps à remplir des dossiers administratifs : demande d'EHPAD de manière anticipée, si la situation s'aggrave, dossier d'APA [53] pour aider à financer les aide-ménagères, certificat pour les mutuelles, dossier MDPH [54] afin d'obtenir une prestation de compensation du handicap… Tous ces dossiers, au lieu d'être informatisés et sur un serveur unique sont remplis manuellement et n'ont qu'une validité temporaire. Si la demande évolue, au lieu de modifier le dossier existant, il faut le remplir de nouveau dans son intégralité ! C'est d'une pesanteur sans nom, mais cela fait partie d'une stratégie du pourrissement, largement pratiquée par l'administration française, pour limiter les allocations à distribuer.

En complexifiant l'accès aux droits sociaux, on espère que la lourdeur de la tâche décourage les usagers d'aller jusqu'au bout de leurs demandes. Cela permet en outre de dire que les refus ne sont pas liés à l'administration mais à des dossiers incomplets ou « mal remplis » par le médecin traitant, ce qui est quand même bien plus pratique que d'assumer directement un refus devant des demandes litigieuses : toutes les personnes qui souffrent d'arthrose ne sont pas éligibles à posséder une Carte Mobilité Inclusion, de même que les sujets âgés dépendants ne relèvent à priori pas de l'Allocation Adulte Handicapé.

Mais bon, plutôt que de le dire directement aux intéressés, on leur dit de venir chercher un dossier MDPH, de le faire remplir par leur médecin avant qu'il soit lu…six mois plus tard et retoqué !

---

[53] Allocation Personnalisée d'Autonomie

[54] Maison Départementale des Personnes Handicapées

« Stakhanovisme » médical

La durée moyenne d'une consultation de médecine générale est de quinze à vingt minutes. En sachant que de manière statistique, un patient va présenter trois problèmes de santé lors de sa venue, on se rend bien compte qu'il ne faut pas mollir, si on veut l'interroger, l'examiner, rédiger des ordonnances, un courrier d'adressage éventuel et lui faire régler la consultation.

Cette durée « standard » est une forme de compromis, entre les attentes multiples de la plupart des patients, leur nombre au cours d'une journée de travail et la rétribution par l'Assurance Maladie de la consultation, qui est plutôt paramétrée sur le fait de traiter une problématique de santé par consultation. Un médecin libéral payant environ cinquante pour cent de charges sur ses recettes, le calcul est vite fait pour comprendre qu'il va devoir faire de nombreuses consultations, s'il veut gagner sa vie.

Mais si en début de carrière, un médecin installé cherche à augmenter sa patientèle, il se trouve rapidement face à une problématique inverse : savoir comment limiter son activité. Car une fois connu de son environnement, la sollicitation par de nouveaux patients peut s'avérer sans limites, si le médecin ne met pas en place des garde-fous.

Voulant laisser une adresse mail de contact à mes patients, à utiliser « en cas d'urgence », j'ai fini par la supprimer de mes ordonnances, devant les nombreux abus qui en étaient faits : demande de rendez-vous les week-ends ou à des horaires tardifs, demande d'interprétation de résultats de biologie par mail ou téléphone, demande de courrier pour aller voir tel ou tel Spécialiste, de la part de patients que je connaissais à peine, pour ne pas avoir à prendre de rendez-vous, ni à payer de consultation.

La crise COVID a eu comme effet « bénéfique » d'obliger la plupart des médecins qui ne le faisaient pas encore, à consulter uniquement sur rendez-vous. Finies les salles d'attente pleines à craquer où chacun maugréait devant « les bavardages » du patient précédent, dont la consultation avait duré « trop longtemps », mais qui entendait en même temps exposer tous les problèmes de l'année sans exception, maintenant que c'était son tour.

Terminées les bousculades devant la porte d'entrée du cabinet, à l'heure d'ouvrir, où chacun était prêt à marcher sur son voisin, pour gagner quelques places dans la liste de consultation. Révolues les consultations des soirs d'hiver, où je quittais le cabinet à vingt et une heure trente avant d'aller manger après tout le monde et essayer de profiter de ce qui pouvait me rester de soirée.

L'avènement de Doctolib® – même si cela a signé la faillite de l'administration française à gérer les demandes de rendez-vous de tests et de vaccination contre la COVID – a permis d'organiser le travail et de lui donner une limite, ce qui est extrêmement précieux au quotidien. Passé ce cap, la plupart des médecins libéraux ne reviendra pas en arrière, en dépit des appels de l'Assurance Maladie à adopter des plages de consultations sans rendez-vous pour les « soins non programmés » avec l'idée de décharger les Urgences hospitalières sur-fréquentées. Mais pour aborder ce problème, il faut se poser la double question du juste recours aux soins et de son paiement.

N'existe-t-il pas une éducation à la santé qui devrait être faite bien en amont, ayant pour but de responsabiliser la population sur l'usage du système de soins ? Le fait de rendre « gratuit » l'accès aux soins n'en enlève-t-il pas la qualité aux yeux des usagers ? Car à force de ne plus rien coûter, pour de nombreux patients, une consultation ne

« vaut » plus rien et ne mérite plus de respect : absences non excusées, consultations de groupe avec un seul rendez-vous, demandes sans limites, retards conséquents.

J'en viens quelquefois à envier les psychologues qui assument de faire payer leurs actes, en sachant pertinemment que leurs patients ne seront pas remboursés. Ils donnent du prix à ce qu'ils font en consultation. Et au passage beaucoup plus que celui du tarif réglementaire de la Sécurité Sociale.

La limitation des tarifs en fonction du conventionnement est une absurdité, puisque la seule manière de gagner correctement sa vie est d'augmenter les cadences ou de travailler sur des horaires plus étendus, ce qui a pour conséquence, soit de diminuer la qualité des consultations, soit de finir par nuire à la santé de celui qui a pour métier de prendre soin des autres.

Si j'ai bien conscience que le tarif de convention peut déjà apparaître relativement élevé à des personnes modestes, ce n'est pas le cas pour la majorité de mes patients.

Et si les jeunes médecins se détournent massivement de la Médecine générale malgré les énormes besoins qui la concernent, c'est bien parce qu'il y a un problème de valorisation aussi bien sociale que numéraire de ces professionnels, qui ont mis tant d'années à se former et qui assument de hautes responsabilités dans le système de Santé.

Les soins palliatifs à domicile

Certains patients gravement malades ne souhaitent plus avoir affaire à l'hôpital. Soit parce qu'ils estiment y avoir passé trop de temps ou parce qu'ils sont réalistes sur l'état de leur santé, et qu'ils savent que l'institution n'aura plus grand-chose à leur proposer.

Alors à l'aide, d'un médecin traitant, d'infirmières à domicile, d'un(e) kinésithérapeute, d'un aidant familial – ou amical parfois – et d'un réseau de soins palliatifs à domicile, on arrive à accompagner certains patients jusqu'à leur décès, chez eux. Cela ne s'improvise cependant pas et demande une grande disponibilité, bien souvent largement au-delà des horaires habituels.

Il m'est arrivé de faire l'aller-retour – de mon domicile en banlieue – le dimanche, pour rendre visite à une de mes patientes parisiennes qui était mal en point ou encore d'aller signer le certificat de décès d'une de mes jeunes patientes – décédée d'un cancer du col de l'utérus à la quarantaine – après une très longue journée de travail, dans un climat électrique, favorisé par le sentiment d'injustice que laissait à son entourage cette mort prématurée. « Sauvez-là ! » m'avait crié sa fille adolescente, alors même qu'il était entendu qu'elle était au dernier stade de sa maladie.

Moins bien équipé qu'à l'hôpital, avec moins de temps, de moyens médicaux et paramédicaux, il est cependant possible de construire une prise en charge qualitative pour le patient, dans un environnement qu'il connaît bien : chez lui.

Rien n'est moins juste que la mort : j'accompagne des personnes – très âgées – qui réclament à cor et à cris que je leur administre une drogue létale, alors que leur organisme fait remarquablement face aux assauts de l'âge et je dois leur expliquer patiemment que ça m'est formellement interdit et que ça n'est tout simplement pas le rôle d'un médecin. Inversement, je suis quelquefois témoin du rôle dévastateur de la maladie chez des personnes jeunes et qui désireraient de toutes leurs forces vivre encore de nombreuses années.

La perspective de la fin peut paradoxalement susciter une crise psychique plus forte chez les enfants, accompagnants, conjoint(e)s, que chez le patient lui-même. Je garde le souvenir d'un de mes patients, qui se sentait arriver au bout du chemin, à l'orée de ses quatre-vingt-quinze ans. Accompagné de sa deuxième compagne, il s'était fait à l'idée qu'il était temps de tirer sa révérence, chez lui, et elle le comprenait bien malgré sa peine. Telle ne fût pas la position de son fils qui, après m'avoir contacté moult fois pour m'enjoindre d'agir, afin de le « sauver » et à qui j'essayais de faire entendre avec tact, que son père – telle une chandelle qui était en train de s'éteindre doucement – était entré dans une phase où il fallait privilégier son confort. Ulcéré par mon « immobilisme », le fils avait contacté le service de soins palliatifs de l'arrondissement, en demandant le transfert immédiat de son père dans un établissement hospitalier – à un moment où il était trop faible pour faire valoir son refus –. J'avais été estomaqué par la position prise par le médecin des soins palliatifs qui – sans me consulter non plus – avait voulu organiser ce transfert. Mon patient était mort la veille du départ, faisant un dernier pied de nez à ceux qui s'étaient mis en tête de décider pour lui, médecin compris.

Généralement les choses se passent mieux, il s'agit d'une affaire intime, qui se passe entre le (la) patient(e), son conjoint(e), ses enfants et quelquefois ses amis. C'est un accompagnement difficile parce que le patient, au fur et à mesure de la dégradation de son état de santé devient plus dépendant et diminué. C'est une épreuve morale pour les proches, mais aussi physique, puisqu'il s'agit alors de prendre en charge la toilette du moribond, ses changes et ses soins de confort tels que les soins de bouche, les préventions d'escarres… Le logement prend alors une allure de succursale de chambre d'hôpital.

Si certains se font bien à leur nouvelle fonction d'infirmier(e), la marche est quelquefois trop difficile à monter pour d'autres, qui ne supportent plus d'être dérangés à toute heure du jour et de la nuit par les appels de leur proche et qui culpabilisent de le voir souffrir, sans pouvoir rien y faire. Mais ils peuvent aussi se sentir piégés par le désir de leurs proches.

Certains craquent en demandant le transfert sur une unité de soins palliatifs, d'autres – et c'est là a posteriori un échec de cette prise en charge – intériorisent cette souffrance, quitte à se rendre eux-mêmes malades. J'ai eu au téléphone aujourd'hui la compagne d'un autre patient que j'ai accompagné en soins palliatifs à domicile. Elle était toujours très angoissée et stressée tout au long de la dégradation de l'état de santé de son compagnon. Elle me disait aujourd'hui que quelques mois après son décès, un cancer des deux seins lui avait été diagnostiqué.

Difficile dans cette situation particulière de ne pas prendre en compte les causes et les effets. Leçon pour le futur, je vois le signe dans cette histoire, qu'au-delà du souhait du malade de rester à domicile, il faut être à même d'évaluer la capacité des aidants à « supporter » ce à quoi ils vont devoir faire face.

L'extériorité du médecin et sa liberté lui permettent d'apporter une certaine neutralité dans des décisions au caractère passionnel. Dans cette histoire, le soutien psychologique qui avait été proposé à l'accompagnante, avait été vécu comme un affront. Comme si on avait critiqué son mal-être, bien naturel dans un contexte aussi tragique. Il n'en est pas moins vrai qu'a posteriori, il aurait peut-être mieux valu qu'elle soit moins impliquée dans cet accompagnement et que son compagnon bénéficie d'un environnement institutionnel, ce qui l'aurait sans doute beaucoup plus sécurisée et diminué le risque qu'elle devienne à son tour malade.

La liste

De nombreux patients se présentent en consultation avec un bout de papier sur lequel ils ont griffonné les différentes thématiques qu'ils voulaient aborder pendant le rendez-vous.

Je me suis ainsi beaucoup laissé embarquer, à mes débuts, dans des visites fleuves, où le patient, après m'avoir exposé trois demandes, m'expliquait que nous n'avions pas traité la véritable raison pour laquelle il était venu me solliciter…

Cette liste peut avoir un côté utile, en me permettant de prioriser les thématiques et en indiquant clairement au patient, au début de l'entretien, qu'il ne sera pas possible d'aborder l'ensemble des points qu'il a mentionnés. Je les invite alors à prendre le nombre de rendez-vous nécessaires pour traiter « toutes » leurs problématiques. Je fais souvent l'analogie avec le menu d'un restaurant : ce n'est pas parce qu'on n'y va pas souvent, qu'on commande tous les plats de la carte…

Mais certains patients ne se montrent pas compréhensifs et entendent que je traite l'ensemble de leurs demandes sur la même consultation. S'il m'est arrivé de céder plusieurs fois, au début de mon installation, je refuse maintenant fermement, quitte « à perdre un patient ».

Je n'accepte plus d'être corvéable à merci, parce que ceux qui ont pris rendez-vous avec moi, veulent économiser le prix d'une autre consultation – qui leur serait remboursée – et ne souffrent surtout aucune limite à leurs exigences. « Vous n'avez qu'à aller plus vite et tout traiter en dix minutes ! » m'avait asséné imperturbable, un habitué de la chose, à qui je venais de rappeler, qu'il n'était pas le seul prévu à l'agenda de l'après-midi. J'ai bien conscience que bon nombre de patients « ne roulent pas sur l'or » et qu'il y a peut-être plus gai que d'aller consulter un médecin, mais dans un système aussi protecteur que celui fourni par la France, je ne considère pas qu'il soit pénalisant de demander aux patients de revenir si la situation l'exige.

Une autre manière de traiter la question serait de facturer les consultations au temps – quitte à utiliser un chronomètre se déclenchant à l'insertion et s'arrêtant au retrait de la carte vitale – comme cela existe dans le système de santé Suisse. « Vous croyez vraiment que les médecins français seraient assez honnêtes pour fonctionner de cette manière ? », m'avait lancé une déléguée de l'Assurance Maladie, à qui je soumettais cette question.

Outre le sous-entendu détestable induit par sa réponse, je ne vois pas en quoi le fait de faire une médecine de qualité se ferait toujours au détriment de ceux qui se donnent les moyens de la mettre en œuvre. Cette alternative à la « médecine d'abattage » me semble intéressante à creuser.

Consumérisme médical

À force d'hypocrisies et de promesses trop généreuses concernant un droit à la Santé sans contreparties, il y a bien longtemps que de nombreux patients se représentent d'ailleurs celle-ci, plus comme un dû que comme un droit.

Les mesures d'exonération du paiement des consultations et des frais de santé d'une manière plus générale, grâce à la C2S[55], le 100% en lien avec une ALD[56] ou l'AME[57], permet un accès aux soins non restreint pour des populations fragilisées financièrement par leur statut social ou leur maladie, ce qui est sans conteste une avancée en terme social.

Au risque de passer pour populiste, je remarque cependant que l'immense majorité des rendez-vous non honorés (entre cinq et dix pour cent de mon activité) sont le fait, de personnes qui bénéficient d'une exonération de paiement des consultations.

Sans vouloir être polémique, je reçois des patients qui bénéficient de la C2S et qui passent leur consultation à pianoter sur un smartphone à plus de cinq cents euros ou qui m'expliquent qu'ils partent en week-end sur la côte d'Azur ou encore qui assument fièrement de posséder une entreprise de l'autre côté de la Méditerranée – où ils passent six mois dans l'année –, ce qui leur permet de déclarer des revenus très faibles en France et de bénéficier de toutes les aides sociales disponibles.

---

[55] Complémentaire Santé Solidaire
[56] Affection de Longue Durée
[57] Aide Médicale d'État

Ne rien payer est devenu la règle, au point que quand je demande aux patients, lorsqu'ils ont oublié de renouveler leurs droits – « ah bon, la Sécu ne le fait pas automatiquement ? » –, de payer la part mutuelle restante du prix de leur consultation, il n'est pas rare qu'ils prennent un air scandalisé. Certains absents, lorsque je leur fais remarquer qu'ils n'ont pas honoré leur(s) rendez-vous, proposent généreusement que je cote une consultation de plus à une autre date …aux frais de la Sécu (c'est illégal, mais Docteur vous le méritez bien !).Dans la même veine, de plus en plus de patients exigent de voir le Dermatologue à la moindre lésion cutanée – ce qui confirme où se situe le Médecin généraliste dans leur esprit sur l'échelle médicale – ou d'avoir une ordonnance d'IRM pour une simple céphalée ou pour une entorse sans signe de complication.

La faute au tiers-payant ai-je envie de dire à ce moment-là …ou à un manque d'éducation ? Le fait est que l'avance des frais (environ 400 euros pour une IRM) fait beaucoup plus réfléchir. Je ne parle même pas de la crise COVID, où j'ai vu débarquer quelques personnes au cabinet m'expliquant que – après une fréquentation soutenue de sites internet « bien informés » – je devais absolument leur prescrire tel type d'examen sanguin et tels médicaments indispensables pour les protéger ou les guérir du fléau.

Le tiers-payant généralisé (TPG), mesure soutenue par l'ancienne ministre de la Santé, Marisol Touraine, sous-entend que la majorité des Français sont pauvres, et que l'État providence, pourvoit au financement de la prise en charge de leurs problématiques de santé. Derrière la démagogie de cette idée, les Énarques de son cabinet avaient vraisemblablement pour idée, une fois le TPG installé, de diminuer le pourcentage des remboursements des soins de l'Assurance Maladie (70% actuellement), en transférant le reste à charge vers les mutuelles, que les patients payeraient en étant prélevés directement sur leur salaire. Un grand tour de passe-passe au nom du bien commun, permettant au passage à l'Assurance Maladie de résorber l'éternel « trou de la Sécu ».

Dans les faits, les patients n'auraient pas moins payé, bien au contraire, puisqu'à ce jeu les cotisations n'auraient fait que croître de manière inversement proportionnelle au pourcentage de remboursement des soins contractualisés avec l'État. Mais il n'y aurait plus eu à payer chez le Docteur, ce qui selon leurs mots, serait une avancée. Il existe également un caractère contradictoire dans le fait de transférer une partie non négligeable des remboursements vers les mutuelles. Tout d'abord parce qu'il s'agit d'organismes financiers privés dont la finalité n'est pas le bien commun mais le profit.

Expliquer qu'il s'agit d'une mesure sociale de demander à des capitalistes de veiller à la santé d'une population, est pour le moins paradoxal. Ensuite, œuvrer dans cette direction renforce le pouvoir des mutuelles à concevoir des parcours de santé préférentiels : centre de santé, qui relaie sur un laboratoire, un centre d'imagerie, une clinique du même groupe. Le patient « désobéissant » se verra moins bien remboursé : le prix de sa liberté en quelque sorte. La motivation profonde de ces nouveaux circuits ne sera pas « un meilleur accès aux soins » des patients, mais une augmentation des profits des actionnaires de ces grands groupes. C'est la financiarisation des soins qui nous menace tous.

Le projet de « grande Sécu » qui verrait la disparition des mutuelles au profit d'un système universel de remboursement des soins correspondrait mieux à la mission publique que constitue la protection de la santé de la population. Le président de la République[58] en a pourtant

---

[58] Grande sécu : Emmanuel Macron se prononce, Argus de l'assurance, 18mars 2022

décidé autrement, sans que l'on en comprenne bien les raisons…

Cependant comme le constate la DREES[59] pour les pays du Nord : *« la plupart des services de santé nationaux où l'universalité des droits et la gratuité des soins, entraînent souvent un rationnement quantitatif, dans un contexte de ressources budgétaires limitées »*. Les consultations « gratuites » en Angleterre ont pour pendant la perte de la liberté de choix de son praticien. Et si cela semble bien fonctionner outre Rhin, c'est peut-être aussi parce que le rapport aux règles des Allemands est différent de celui des Français, et qu'ils tiennent pour acquis qu'ils doivent payer d'une manière ou d'une autre pour leurs soins. Pour de nombreux Français, il s'agirait que ça ne leur coûte rien ou en tout cas que le financement ne repose jamais sur eux.

De ce fait, un certain nombre de patients harcèlent nos secrétaires de demandes à nous transmettre : lecture de résultats d'examens, renouvellement d'ordonnance, certificat… « parce qu'on ne va quand même pas payer une consultation pour ça ! » Plus largement, je reçois régulièrement des patients bénéficiaires de l'ACS qui s'émeuvent quand je leur explique que les médicaments pour la prophylaxie du paludisme ne sont pas remboursés.

Une jeune femme envisageant de pratiquer une chirurgie esthétique, n'a pas compris non plus quand je lui ai signifié que la Sécurité Sociale n'avait pas à prendre en charge le remboursement des examens effectués à la demande de l'établissement de santé qui proposait de la pratiquer. S'il y a une misère d'une partie significative de nos concitoyens, la dispense totale des frais totale liés aux soins, dissout la responsabilité qui est attachée à leur paiement. Ces exemples montrent aussi au passage qu'il est quand même étonnant que des moyens soient trouvés pour financer un

---

[59] Les systèmes de santé danois, suédois et finlandais : décentralisation, réforme et accès aux soins

billet d'avion voire un acte chirurgical, alors qu'il semble impossible d'honorer le règlement d'une consultation « basique » chez le médecin.

Un chef d'orchestre sans baguette

De par sa position dans le système de santé, il semble évident que le médecin généraliste doive en être le pivot. Je me souviens d'une grande bourgeoise parisienne qui, après une moue réprobatrice lorsque je lui avais dit quel type de médecine j'allais exercer, m'avait « gentiment » sermonné en m'expliquant qu'il serait très important – à défaut d'être capable de pouvoir soigner les gens par moi-même, semblait-il – que je puisse bien orienter mes patients vers les bons Spécialistes.

Cette remarque condescendante posait cependant bien le problème : comment considérer que le Généraliste puisse être le chef d'orchestre, si les usagers qui s'adressent à lui pensent qu'il « joue » moins bien de son instrument que les confrères qu'il entend « diriger » ou tout du moins coordonner. Quant à faire du Médecin généraliste, un simple poteau indicateur, j'ai déjà mentionné le fait que certains patients ne se privent pas pour me faire jouer ce rôle. Leurs remarques montrent que « le parcours de soins » est pour eux une absurdité. Pourquoi devoir passer chez un Généraliste pour récupérer une lettre qui seule permet d'aller consulter un Spécialiste ? L'idée que le Généraliste a les compétences pour traiter une grande partie de leurs motifs de recours « spécialisés », ne leur traverse pas l'esprit et témoigne d'un ancrage puissant qu'en France le « vrai médecin » est un Spécialiste ainsi que d'une conception méprisante de la Médecine générale, réduite à traiter de la Bobologie, faire des renouvellements d'ordonnances et rédiger des arrêts de travail.

Un de mes professeurs de Gastro-Entérologie, alors que j'étais en deuxième cycle, expliquait qu'il faisait payer très cher ses consultations – notamment à sa patientèle internationale – parce que celle-ci s'estimait mal soignée si elle avait payé moins cher qu'aux Etats-Unis ou en Angleterre…

Je ne veux évidemment pas dire que je fais tout ce que font mes confrères spécialisés, mais j'ai accès à un certain nombre d'actes que je réalise de manière identique (frottis cervico-vaginal, ECG, spirométrie, toucher rectal, ablation de bouchons d'oreille…) et que je facture beaucoup moins cher qu'eux. Passé l'étonnement et la satisfaction d'avoir évité une consultation supplémentaire – plus chère qui plus est – le patient me considère avec circonspection et avec une certaine commisération : « docteur, vous vous faîtes avoir ! ».

Mais je ne suis pas dupe et il m'arrive d'écrire la fameuse lettre d'adressage, parce que le patient que j'ai en face de moi, en est déjà à sa quatrième demande au cours de la même consultation, que je suis en retard de trente minutes, et que je n'ai pas (plus) envie de prendre le temps nécessaire à démonter les préjugés de la personne que j'ai en face de moi, sur ma capacité à réaliser tel geste ou tel examen et qui me prend visiblement pour un sous-fifre de la médecine.

Coordonner les soins ne signifie pas simplement avoir un carnet d'adresses de confrères bien fourni ou classer avec ordre les comptes rendus de consultation ou d'hospitalisation lorsque les patients reviennent vers nous. Il s'agirait que le fait d'être le médecin traitant ait un peu de valeur pour nos confrères, lorsqu'ils prennent des décisions importantes pour nos patients. Qu'il s'agisse du choix d'une orientation après la sortie de l'hôpital : domicile, EHPAD, voire centre de soins palliatifs, ou du choix d'une équipe paramédicale accompagnant le retour à domicile, nous ne sommes jamais consultés.

La définition administrative du médecin traitant qui a été faite, confère à l'absurdité, en punissant les patients mauvais élèves qui n'en ont pas déclaré à l'Assurance Maladie, en les remboursant moins bien de leurs consultations.

S'il est bien évident que le fait d'avoir un médecin référent accroit la qualité de soins et du suivi, ce contrat est aussi un piège pour les praticiens puisque déontologiquement – alors que pour les patients, il suffit de déclarer un nouveau médecin pour mettre fin au contrat les liant à leur médecin traitant – ils doivent, en dehors des situations d'urgence, écrire une lettre recommandée au patient qu'il ne souhaite plus suivre, avec copie à l'ordre des médecins, en lui précisant le motif et en lui fournissant une liste de praticiens susceptibles de s'occuper de lui, afin de garantir la continuité des soins.

Le médecin traitant n'a de sens, que s'il a le pouvoir suffisant pour influer sur la prise en charge de ses patients. Cela ne signifie pas pour autant qu'il réponde sans limite à leurs demandes. Et il ne peut décemment tenir ce rôle que s'il a un nombre « raisonnable » de patients dans sa file active de suivis. C'est toute la folie de la situation actuelle du système : de nombreux praticiens partent en retraite sans être remplacés, du fait du défaut de formation ou d'intérêt de la jeune génération pour leur type de pratique médicale. Le système cherche à combler le vide laissé en incitant les médecins restants à prendre en charge plus de patients, ce qui augmente leur difficulté d'exercice.

Il me semble que le Médecin généraliste ne peut pleinement jouer son rôle que si sa position est clairement revalorisée vis-à-vis de ses confrères et de la société dans son ensemble. Cela passe sans doute par des mesures financières mais aussi beaucoup par des mesures symboliques. La convention médicale – avec la tarification des actes en secteur 1,2 ou 3 –, censée protéger les patients de tarifs trop élevés, a créé un clivage opposant les Généralistes et les Spécialistes. Pour redorer le blason de la Médecine générale, il faut clairement que celle-ci soit considérée comme une spécialité comme les autres, aussi bien en termes d'exigences de formation que de rémunération.

La deuxième carence dans le rôle du médecin traitant est qu'il est censé assurer le leadership ou tout le moins l'animation de l'équipe de soins ambulatoires. Un premier problème est qu'au cours de la formation médicale, la fonction, le savoir-faire des autres professionnels de santé ne sont que peu abordés. C'est au cours des stages que les professionnels des autres métiers de la santé sont rencontrés et que leurs champs de compétences peuvent être appréhendés. Les interlocuteurs privilégiés à l'hôpital comme en ville restent les infirmier(e)s, qui ont souvent choisi l'exercice libéral, car il leur permet de s'affranchir en partie de la tutelle médicale, beaucoup plus présente à l'hôpital qu'en ville. Cela ne pose en général pas de problème, sauf quand on a affaire – ça m'est arrivé – à une infirmière qui estime en savoir plus que vous et ne se prive pas de remettre en question vos prescriptions devant les familles. La fille d'une patiente, ne voulait plus que sa mère prenne d'anticoagulants – alors qu'elle avait un trouble du rythme cardiaque en nécessitant – parce que l'infirmière lui avait dit qu'ils faisaient saigner : ambiance...

Les kinés, orthophonistes, pédicures, psychomotriciens sont autant d'interlocuteurs pour lesquels nous allons signer des prescriptions, même si nous n'avons la plupart du temps qu'une idée partielle du travail qu'ils effectuent. L'absence d'outil numérique « ubiquitaire », ne permet pas par ailleurs, d'avoir accès aux comptes rendus de leurs actions.

De nombreuses structures ambulatoires, telles que les services de soins infirmiers à domicile, l'hospitalisation à domicile ou certains réseaux existent mais fonctionnent la plupart du temps de manière autonome. Le recours au médecin traitant est souvent une formalité administrative, avec le renouvellement des ordonnances des prescriptions pour leurs soins. Il n'est sollicité qu'en cas de problème grave, le quotidien étant géré par l'infirmière coordinatrice, qui a en pratique beaucoup plus de pouvoir que nous dans la définition des soins à prodiguer et leur exécution. Le décès des patients que je suis à domicile, ne m'est d'ailleurs quelquefois même pas signalé, ce qui ne manque jamais de me mettre en colère.

La méconnaissance du travail effectué par les acteurs médico-sociaux tels que les assistantes sociales, les éducateurs spécialisés, ou les mandataires de justice reste cependant la plus importante. Là encore, il n'y a que la pratique professionnelle qui permette d'approcher leurs domaines de compétence, tant nos études nous ont laissé nus sur le sujet. Le fait de connaître plus précisément leurs rôles, nous aiderait certainement à mieux aider nos patients à faire valoir leurs droits ou à nous guider lors des situations difficiles, telles que le repérage de violences intrafamiliales ou d'abus de faiblesse à l'encontre d'une personne âgée, par exemple. Le cloisonnement des champs de compétence respectifs et de la formation professionnelle continue ne permet malheureusement pas de diminuer ces carences autrement que par l'expérience.

J'ai vu qu'il était maintenant demandé aux futur(e)s chefs de service hospitaliers de suivre une formation managériale. Je ne suis pas sûr qu'il faille rajouter des années, aux études de médecine qui sont déjà très longues, mais une sensibilisation à l'animation d'équipe de soins pendant le cursus médical, pour le médecin lambda, serait un plus.

Au service et non esclave

Choisir de devenir médecin implique un engagement important, tant par la durée des études, leur difficulté et leur sélectivité, que par les horaires étendus qui les accompagnent. Une fois diplômé, le rythme reste soutenu et il existe également une « charge mentale » forte, du fait des responsabilités assumées, de la lourdeur des pathologies traitées, des difficultés relationnelles avec certains patients qui viennent parfois ponctuer l'exercice, sans parler du rythme imposé par le nombre élevé des consultations quotidiennes.

Soigner c'est bien évidemment se mettre au service de ceux que l'on reçoit dans nos cabinets et de la société en général. Ce n'est pas par hasard que les hôpitaux ont retenu ce mot – service – qui correspond au lieu d'accueil des patients, en fonction des différentes spécialités auxquels ils ont recours. Ce service est à la fois la compétence que l'on paye et une disposition d'esprit de la part du soignant, qui va bien au-delà de l'argent qu'il peut recevoir en retour de son travail.

Il y a quelque chose de l'ordre du don de soi pour les autres, qui donne à ces métiers une connotation si particulière. Cette implication, cet intérêt pour les autres, font le sel de ces métiers du soin et ne sont pas à proprement parler monnayables.

Il existe une perversion de cet esprit altruiste, depuis de nombreuses années et qui ne va pas en s'améliorant : il est vu par de nombreux patients, mais aussi par les hiérarchies hospitalières pour ne pas dire la société dans son ensemble, comme opposable.

En d'autres mots, le soignant, ayant choisi d'exercer ce métier, se doit de se montrer en toutes circonstances, disponible, empathique, alors même que sa charge de travail augmente et que ses périodes de repos sont amenées à diminuer, et ceci sans augmentation de sa rémunération ou d'une revalorisation de son statut social.

Les discussions actuelles sur la coercition devant l'échec des mesures incitatives à l'installation en zone sous denses des nouveaux médecins, montrent bien à quel point, la société aimerait bien arriver à ficeler un peu plus ses ouvriers du soin. Seul problème, ceux-ci restent libres d'aller faire autre chose, en choisissant des modes d'exercice moins contraignants et quelquefois même en allant jusqu'à quitter leur métier.

Car nous sommes bien arrivés à ce paradoxe : notre société « maltraite » ceux qui ont la charge de la soigner. Les différentes possibilités pour les soignants dans cette situation sont : le masochisme en s'obstinant à subir des conditions de travail dégradées, le départ ou la renégociation du contrat social, qui les unit au reste de la Société. Il semble malheureusement que nos gouvernants et nos patients ne sont toujours pas arrivés à la prise de conscience que ce n'est pas en maltraitant les soignants qu'on va leur donner envie de persévérer dans leur exercice.

Se faire remplacer

S'il semblait des plus aisés de trouver un remplaçant à Paris, lorsque je m'y suis installé, les choses ont bien évolué depuis ! À tel point que, même si je poste régulièrement des annonces pour en faire la demande, je ne compte plus dessus avant de poser mes vacances. Un coup de chance arrive quelquefois mais le fait de trouver un remplaçant régulier est devenu une gageure.

Il faut dire que la COVID ne nous a pas beaucoup aidé, puisque beaucoup des remplaçants disponibles ont préféré effectuer des vacations dans des centres de vaccination qui étaient beaucoup mieux rémunérées que nos consultations.

Nous avons eu beau vendre nos charmes en proposant une rétrocession alléchante (80%), la présence d'une secrétaire sur place, un cabinet informatisé, la prise des rendez-vous via un agenda électronique bien connu, la proximité du métro, le fait de ne pas faire de visites à domicile si ce n'est pas souhaité, rien n'y a fait ! Mais si le remplacement nous permet de partir en vacances plus sereinement, en nous disant que nous avons assuré la continuité des soins, les retours sont parfois difficiles.

Ainsi j'ai reçu un lundi matin de retour de vacances, la femme et la fille d'un de mes patients qui avait été vu par ma remplaçante – qui avait diagnostiqué une simple dorso-lombalgie – alors qu'il était en train de fissurer un anévrysme de l'aorte. Ce diagnostic n'était sans doute pas évident à faire et je serais peut-être passé à côté également. Il était malheureusement décédé et je n'avais malheureusement aucune explication à leur apporter. J'étais cependant à leurs yeux responsables de la remplaçante que je m'étais choisi. D'un côté je ne pouvais que compatir à leur douleur et de l'autre je ne voyais pas en quoi j'étais fautif. Je me souviens d'avoir appelé ma remplaçante et de la gêne que j'avais pu ressentir : d'un côté je voulais « enquêter » pour rechercher un éventuel manquement lors de sa consultation, de l'autre je me gardais bien de la juger, connaissant la difficulté de certains diagnostics. Il n'en restait pas moins que c'était à moi de répondre et pas à elle.

Une de mes collègues a quant à elle eu affaire à une remplaçante qui – se trouvant mal payée – utilisait des cotations d'actes de petite chirurgie à grande échelle pour améliorer le quotidien. En utilisant le tiers-payant chez des patients qui bénéficiaient d'exonération, ceux-ci n'y voyaient que du feu, mais il ne s'agissait ni plus, ni moins que d'une fraude à la Sécurité Sociale. La probité ne va pas toujours de pair avec une profession « au-dessus de tout soupçon ».

Pas facile d'accorder sa confiance donc, d'autant plus que les mises en relation avec les remplaçants se font souvent via les réseaux sociaux, à travers des groupes professionnels dédiés. Le diplôme ne semble malheureusement plus seul garant de la confiance que l'on peut accorder et j'ai maintenant pris mon parti de fermer mon cabinet quelques semaines – mes patients sont vus par mes associés, s'ils ne sont pas trop débordés – plutôt que de prendre encore une fois le risque de confier ma patientèle à un(e) inconnu(e) qui sera déjà loin lorsqu'il s'agira d'assumer ses éventuelles responsabilités.

Enseigner ?

Face au constat de la désertification médicale et de la désaffection pour la Médecine générale des jeunes générations, il semble évident que si les quelques « élus » à s'y être finalement dirigés, n'ont pas de maîtres de stages pour les recevoir, ils n'iront pas très loin.

Pour les vertueux médecins qui décideront d'accueillir des stagiaires, il faudra néanmoins montrer patte blanche en allant suivre des enseignements spécifiques auprès des facultés, ralentir le rythme de leurs consultations pour pouvoir répondre aux interrogations de leur protégés et même – en fonction de leur niveau d'avancement dans la formation – les laisser prendre les rênes, tout en les supervisant.

Tout cela pour la modeste somme de six cents euros par mois, qui est d'ailleurs souvent payée avec retard. Autant dire que cela sélectionne des médecins qui croient vraiment à leur mission de transmettre aux futures générations, l'essence de leur métier.

Pourtant, loin d'encourager les maîtres de stage, les facultés n'hésitent pas à tirer sur la corde, en leur demandant par exemple de superviser la réalisation des travaux universitaires de leurs étudiants.

Mon propre maître de stage était dans une situation inconfortable : il trouvait absurde l'avalanche de travaux facultaires exigés, mais il ne pouvait pas se soustraire à son rôle de surveillance de leur bonne exécution, dès lors qu'il avait signé le contrat de tutorat avec la faculté.

À fortiori, il avait moyennement apprécié que, après qu'il m'avait eu validé mes travaux de mémoire, celui-ci soit finalement retoqué par une des Généralistes enseignantes du département de Médecine générale de la faculté. Je fus donc son dernier Interne.

Mais enseigner est aussi une question de locaux. Si accueillir dans son bureau un Externe ou un Interne en début d'Internat peut se concevoir, former un Interne de dernière année nécessite, soit d'avoir dans le cabinet un bureau supplémentaire équipé, dans lequel il pourra effectuer ses consultations en autonomie supervisée, soit de lui laisser la place pour consulter, en vaquant à d'autres occupations – tout en restant disponible par téléphone –.

J'ai pour l'instant évoqué la maîtrise de stage, sans laquelle le renouvellement des générations de Médecins généralistes ne peut pas avoir lieu. Mais enseigner, c'est aussi avant tout à la faculté de médecine que ça se passe. Si les Généralistes enseignants ont trouvé leur place dans la formation des futurs Généralistes, il ne leur en est fait quasiment aucune au cours des six premières années de formation. Cela dénote la fragilité de la Médecine générale, qui a du mal à jouer des coudes avec les autres Spécialités médicales.

Il n'y a cependant pas d'alternative si l'on souhaite que des futurs médecins reviennent en nombre s'installer dans le pays. Il faut qu'ils aient le sentiment de choisir une voie reconnue et appréciée de leurs pairs. Ce n'est pas le cas aujourd'hui et il y a en ce sens un très long chemin à parcourir. Les cours ne devraient plus être dispensés uniquement par des hospitaliers mais aussi par des représentants des différents modes d'exercice possibles : libéraux, médecins de clinique, de PMI…

Je ne pourrais trouver un intérêt à aller donner quelques cours aux étudiants que dans cette perspective : je ne souhaite pas participer à la perpétuation d'inégalités de traitement entre les différents médecins et du caractère normal que notre société y trouve.

Nous sommes très loin du compte, puisque notre ministre de la Santé a annoncé la création d'une quatrième année d'Internat à effectuer dans un désert médical, ce qui selon lui, va permettre aux Français délaissés de retrouver un médecin.

La révolte gronde chez les Internes concernés et je les comprends bien. Leurs arguments sont de dire que bien qu'étudiants, ils devront effectuer un travail non supervisé – et au passage sous payé – comportant de ce fait des risques importants pour leurs patients et pour eux-mêmes. Il s'agit d'un chantage au diplôme tout à fait abject, qui marque un désir de changer le système sans en toucher un rouage.

L'idée selon laquelle il y a une pénurie de médecins est erronée. Il y a juste des étudiants qui comprennent qu'il sera beaucoup moins avantageux pour eux de devenir Généraliste que Spécialiste et qui en tirent les conséquences, en allant faire un autre type de médecine.

Les punir ou les obliger, ne les fera pas s'attacher à un lieu d'exercice en carence médicale, bien au contraire. Il est en outre tout à fait étonnant, que si un besoin criant de médecins il y a, les Internes de Médecine générale soient les seuls à être concernés. La conscription sanitaire devrait concerner l'ensemble des futurs médecins.

La Médecine générale ne pourra – une fois de plus – que se sentir mal aimée de nos instances et elle le leur rendra bien. Il faudra deux fois plus de maîtres de stage qu'il n'en existe actuellement pour faire face à cette nouvelle disposition. Je suis conscient que je devrais assumer ma part, dans le nécessaire renouvellement des générations de médecins. Mais je considère cette proposition ministérielle comme une mascarade, à laquelle je refuse de participer !

Toujours malade, jamais mourir

Certains patients nous marquent plus que d'autres et représentent en même temps, une multitude de figures que nous croisons au fil des mois et des années de l'exercice. Ainsi en allait-il pour Mme P, 80 ans, ancienne gloire de la danse classique – contemporaine de Noureev, qu'elle avait connu – et originaire de Yougoslavie.

Diabétique, elle souffrait également d'hypertension et était maintenant percluse d'arthrose, ce qui rendait ses déplacements très difficiles. Je la voyais arriver au cabinet avec bienveillance mais aussi une certaine appréhension car la moindre de ses consultations débordait largement de l'horaire attendu.

Elle commençait généralement par une longue litanie de plaintes, qu'elle évoquait avec dramaturgie, portée par son accent slave et le sens de la scène qui ne l'avaient pas quittée. Bon spectateur, j'intervenais après quelques minutes, pour savoir quels étaient les problèmes du jour.

Elle me déballait alors pêle-mêle sa solitude, ses examens de biologie, ses derniers symptômes, son ordonnance à renouveler et je luttais – tout en continuant à l'écouter – pour essayer d'organiser dans un temps contraint, un semblant de réponse à ses demandes.

J'éprouvais de la tendresse pour cette vieille dame, dont la gloire d'antan brillait toujours au fond des yeux dès qu'elle évoquait la scène, tout en manifestant un peu d'agacement à ce qu'elle ne vienne pas plus vite au but de ses consultations. Après de multiples efforts pour essayer d'améliorer sa dépression, sa glycémie et ses douleurs, elle quittait finalement mon bureau toujours avec le même aphorisme, qui sonnait presque comme un reproche : « toujours malade, jamais mourir docteur ! ».

Le pot de miel

Être médecin attire un certain nombre de métiers qui peuvent tirer parti de notre activité, à commencer par les représentants des laboratoires pharmaceutiques. Mes prédécesseurs les recevaient patiemment, m'assurant qu'ils le faisaient beaucoup plus par solidarité – afin de préserver leur emploi –, que pour un quelconque intérêt médical. Finis les départs en congrès pour une destination sympathique – en tout cas pour les Généralistes – payés par un laboratoire. Les visiteurs médicaux n'ont plus dans leur besace que quelques invitations à des conférences vespérales dans un restaurant ou à un congrès parisien. Ils distribuent également des plaquettes savantes, qui ont pour but de démontrer la valeur scientifique de leur discours.

Certains visiteurs, qui estimaient que je ne les avais sans doute pas assez écoutés, n'hésitaient pas à reprendre un rendez-vous ou à s'installer dans la salle d'attente pour me resservir la même litanie que lors de leur précédente visite. L'un d'eux alla même jusqu'à me demander de m'engager « moralement » à prescrire sa molécule, après une énième démonstration de « son incontestable supériorité par rapport aux autres médicaments du marché ». N'aimant pas qu'on me force la main, il a surtout eu le droit de ne plus revenir. Et c'est d'ailleurs ce que j'ai fait progressivement avec tous ses concurrents : le Dr Sauteron ne reçoit plus la visite médicale et ce depuis maintenant au moins cinq ans.

*

D'autres sociétés sont plus retorses et n'hésitent pas « au nom de l'intérêt supérieur du patient » à vous vendre des services au cadre contractuel pour le moins discutable. Équipé d'un électrocardiogramme, j'hésitais à m'équiper d'un spiromètre, appareil permettant d'évaluer la sévérité des asthmes et de dépister les BPCO débutantes chez mes patients fumeurs. L'appareillage coûtait un peu cher et je n'étais pas sûr de rentabiliser son achat. Je me suis donc tourné vers une société de location pour un essai, en vue d'un achat ultérieur, si cela s'avérait concluant. J'ai donc reçu une commerciale qui m'a venté la cotation spécifique dont bénéficiait cet acte auprès de l'Assurance Maladie, l'aide qu'elle pourrait m'apporter pour planifier des consultations dédiées permettant de maximiser l'utilisation de l'appareil, etc…Tout en parlant, elle me tendait le contrat de location, en même temps qu'elle me bombardait d'explications techniques. Bien m'en pris, je le lui rendais insidieusement non signé. Quelques jours plus tard je recevais le matériel et j'avais lu le contrat entre temps.

Celui-ci stipulait que je m'engageais à louer l'appareil pendant cinq ans, et que, comme professionnel de santé, je ne bénéficiais pas du délai de rétractation de huit ou quatorze jours selon, que l'on peut faire valoir lorsqu'on est particulier. La dénonciation du contrat avant terme était assortie de l'obligation de payer tous les « loyers » manquants, ce qui représentait au bas mot quatre fois le prix de l'appareil, si je l'avais acheté. J'ai donc décroché mon téléphone, en leur disant que comme je n'avais pas signé le contrat, mon engagement était nul, et que je souhaitais savoir où je pouvais leur renvoyer leur matériel. La commerciale que j'avais rencontrée ne tarda pas à me rappeler pour me faire part de son indignation, de sa tristesse – de devoir renoncer à sa commission – et après quelques minutes d'échanges sympathiques, où je lui avais donné les raisons de mon renoncement – il fallait encore se justifier de ne pas être d'accord pour se faire arnaquer sans ciller –, je raccrochais. Sauvé pour cette fois.

Les bandits

Certains patients – heureusement, une infime minorité – n'hésitent pas à frauder la Sécurité Sociale et ce sans aucune vergogne, notamment en trafiquant mes ordonnances. L'une, complètement intoxiquée aux somnifères avait scanné une de mes ordonnances et avait utilisé un logiciel bien connu de retouche photo, pour se prescrire des quantités astronomiques de boîtes de sédatifs.

Un autre avait profité de l'absence de la secrétaire pour voler un de mes ordonnanciers – nous les stockions dans un placard fermé du couloir –. J'ai dû pendant un an répondre régulièrement à des pharmaciens, que je n'étais pas l'auteur de la surprenante ordonnance qu'ils avaient devant les yeux, ainsi qu'à deux inspecteurs de la Sécurité Sociale, qui me demandaient d'authentifier ma signature sur des ordonnances qui leur avaient parues suspectes et qui étaient effectivement délictueuses. J'avais heureusement signalé le vol à la Police, au conseil de l'ordre des médecins, ce qui m'a évité d'aller m'expliquer devant un juge.

Le pompon a été atteint quand un lieutenant de police m'a contacté pour me signaler qu'un kinésithérapeute trafiquait mes ordonnances afin de facturer des actes fictifs à la caisse d'Assurance Maladie. J'ai dû là aussi constater la fraude, et j'ai même été invité depuis par la juge en charge du dossier à me porter partie civile dans l'affaire, pour demander des dommages et intérêts. Il faut pour ce faire prendre un avocat, aller aux audiences…J'ai décliné, estimant que mon agenda était déjà suffisamment chargé. Je n'en pense évidemment pas moins, à l'égard de ce monsieur qui se dit soignant, et qui n'hésite pas à escroquer la communauté. Pour autant, il s'agit d'un phénomène isolé et qui n'est pas représentatif du mode de relation habituel qui me lie aux autres professions de Santé. Tous les soignants ne sont pas malhonnêtes, mais il existe quelques moutons noirs, comme partout…

MSF, l'épilogue ?

En m'inscrivant en médecine il y a vingt ans, j'ai fait le pari que, si je réussissais ces études, je pourrais repartir armé de ce nouveau diplôme avec MSF. Je ne réalisais pas que j'avais à leurs yeux peut-être plus de valeur comme infirmier de bloc opératoire que comme « médecin non spécialisé ». Comme me l'avait dit Isabelle Defourny, MSF se préoccupe beaucoup plus du parcours interne dans l'Association que des diplômes – utiles évidemment – mais qui ne sont qu'un prérequis, pour partir en mission humanitaire.

Contrairement à un collègue kinésithérapeute, à qui ses anciens patrons avaient promis un poste prestigieux s'il arrivait au bout de ses études – et qui est effectivement devenu chef d'un service de Rééducation –, MSF ne m'avait rien demandé et je n'ai pas donc eu droit à un traitement particulier lorsque je suis revenu toquer chez eux.

Il faut dire que j'espérais pouvoir prétendre, après ma longue odyssée, à un poste « intéressant » selon mes critères. J'aurai aimé pouvoir participer à des projets de recherche sur les innovations techniques en situation humanitaire ou développer une compétence afin de devenir référent sur une thématique humanitaire (nutrition...).

Je n'ai certes pas un profil de chercheur, mais il me semble implicite, que si j'ai pu me reformer avec succès au travers des études de médecine, il n'y a pas grand-chose auquel je ne puisse pas m'attaquer. J'ai eu beau rencontrer pour un entretien, Isabelle Defourny, faire parvenir mon premier livre à Jean-Hervé Bradol et à Rony Brauman – ils m'ont répondu sympathiquement – je n'ai pas réussi à solliciter leur intérêt, pour intégrer le siège dans des nouvelles fonctions.

Il est vrai que je ne suis plus très disponible non plus : entre la gestion d'un cabinet médical, une vie de couple et des responsabilités de père de famille, je ne suis évidemment pas prêt à partir en Ukraine pour soigner les blessés de guerre ou en mer Méditerranée afin de secourir les migrants rescapés de la noyade.

Reste la possibilité d'exercer sur le sol français, à temps partiel comme médecin référent. Outre le fait qu'ils cherchent quelqu'un à temps plein, l'expérience de quatre mois que j'ai faite avec eux pendant la crise COVID m'a montré à quel point il était fatigant, de mener deux activités de front. Quand bien même ils diraient oui, je risquerais de m'épuiser assez vite.

Par ailleurs les salaires modestes proposés dans le milieu associatif sont compensés par la grande richesse humaine associée à ces métiers ! Si en mission à l'étranger, les humanitaires sont logés, nourris, blanchis et transportés, ce n'est pas le cas en France. Faire vivre une famille et préparer son avenir, nécessite des moyens financiers importants en région parisienne.

Mon rôle de médecin de quartier, n'est pas sans une dimension humanitaire à l'égard de nombreux patients et je ne compte pas l'abandonner. La question d'un nouvel engagement exclusif ne peut donc pas se reposer avec cette organisation non gouvernementale ou une autre pour le moment. Peut-être finirai-je par trouver une modalité d'exercice qui me permettra de concilier ces deux activités de manière mixte ?

La COVID 19

Difficile de ne pas parler de ce virus, qui a été au cœur de l'actualité mondiale pendant près de trois ans et qui a bouleversé la vie de chacun pendant cette période. La question de sa provenance n'a cependant pas été élucidée et ne le sera sans doute jamais, la Chine ayant offert une collaboration assez limitée aux enquêteurs de l'OMS[60] ...

La Science présentée jusqu'ici comme une valeur refuge a dans cette période houleuse, été largement questionnée. À la fois à travers le comportement de certains de ses champions – visiblement très intéressés par la perspective de pouvoir laisser leurs noms dans l'Histoire –, qui n'ont pas hésité pas à transgresser tous les codes de la recherche scientifique, pour faire état de résultats sensationnels, en mettant en avant un traitement « simple » et bon marché.

Plus inquiétant, la COVID a vu l'essor de mouvements complotistes qui estimaient qu'au mieux toute cette affaire n'était qu'une grande opération, dont la finalité était de permettre aux grands laboratoires pharmaceutiques de s'en mettre plein les poches, et qu'au pire il s'agissait du passage à l'acte d'un gouvernement secret mondial, qui entendait ainsi réduire drastiquement la population de la planète. Des articles de « fausse science » qui existaient jusqu'alors de façon marginale ont connu un développement très important grâce aux réseaux sociaux, complexifiant encore un petit peu le débat pour le vulgum pecus. Le gouvernement français après avoir minimisé la portée de cette crise sanitaire (les masques inutiles, etc…), a pris le

---

[60] Organisation Mondiale de la Santé

taureau par les cornes en imposant des mesures drastiques dont toute la population gardera le souvenir (confinement, autorisation de sortie, télétravail strict, vaccination…). Il n'a à ce moment-là plus fait preuve de retenue, avec le choix du « quoi qu'il en coûte », distribuant çà et là des dizaines de milliards d'euros – qui devront sans doute être remboursés par nos enfants –, alors que l'on expliquait quelques mois auparavant que le budget de la Sécurité Sociale était contraint comme jamais. Les soignants, encensés quelques semaines, ont de nouveau rapidement sombré dans l'indifférence, car « après tout c'était leur boulot », a-t-on cru comprendre. Les paroles de leurs leaders d'opinion sont devenues source de clivage pour les uns et pour les autres. Les partisans du vaccin se sont rapidement fait taxer de « suppôts des laboratoires », quand quelques dissidents – qui se sont vu interdire d'exercer – ont été encensés pour leur intégrité, par les partisans de « l'immunité naturelle » et de la lutte contre « big pharma ».

Après deux ans de bombardements d'informations continues par les chaines télévisées, il semble que le monde se soit lassé de la COVID. Les actualités concernant la guerre en Ukraine, le réchauffement climatique, la mort d'Elisabeth II et plus récemment le sacre de son fils Charles III, ont pris le relais chez les journalistes, la COVID n'était plus vendeuse, c'est comme ça. Notre président de la République, à l'approche du scrutin électoral d'avril 2022, a largement desserré la bride des restrictions en tous genres. De nouveau aux commandes, dans la perspective de mettre en œuvre sa réforme des retraites, il n'a pas cru bon d'insister sur la nécessité de porter des masques encore quelques mois, le temps d'être sûr que l'épidémie avait effectivement disparu.

Nous en sommes là avec mes collègues : nous sommes des irréductibles porteurs de masques et nous imposons à nos patients d'en faire de même dans l'enceinte de notre cabinet médical. Chat échaudé craint l'eau froide, les réalités sanitaires et politiques n'allant pas toujours dans le même sens, nous préférons la prudence, en espérant évidemment – comme tout un chacun – que nous allons être débarrassés de cette saleté pour de bon.

Médecin, guéris-toi toi-même !

La médecine n'échappe pas aux paradoxes et il est vrai qu'il est toujours délicat de demander à ses patients d'avoir une vertu dont le thérapeute n'est pas rempli. Ainsi ai-je croisé des Pneumologues qui fument, des Cardiologues bedonnants ou des Psychiatres sous psychotropes au long cours. Cela ne disait rien de leur niveau de connaissances ou de compétences – souvent excellent – mais le message « faites ce que je dis, pas ce que je fais » n'est pas accueilli dans l'indifférence par les patients. Certains ne se gênent d'ailleurs pas pour nous faire des remarques, notamment quand nous leur demandons de changer leurs habitudes alimentaires ou de diminuer leur consommation d'alcool : « et vous Docteur, vous ne buvez jamais ? »

Alors, sans tomber dans l'ascétisme, le médecin se doit de pouvoir proposer une image identificatoire positive pour ses patients. Comment convaincre ses patients d'arrêter de fumer, si l'on est soi-même complètement accro au tabac ? Idem avec l'alcool, le surpoids, la sédentarité. Il ne s'agit pas de ressembler à George Clooney dans « Urgences », mais de transmettre un message cohérent avec la fonction que nous occupons.

En cela les médecins ne sont pas vraiment aidés : ils travaillent beaucoup, écoutent et prennent en charge les misères des autres toute la journée et ont comme tout le monde des soucis de la vie : maladies personnelles, de proches, peines de cœur, deuil(s).

Leur fonction peut paradoxalement poser un problème aux médecins : beaucoup sont leurs propres médecins traitants. Ayant accès à la possibilité de prescrire pour eux-mêmes, peu de praticiens voient l'intérêt d'aller demander à un autre ce qu'ils peuvent faire tous seuls.

Pourtant, le médecin ne se réduit pas qu'à sa fonction professionnelle et est une personne – j'allais dire un patient – comme les autres. Je veux dire par là que le fait de consulter un autre être humain, supposé savoir de quoi l'on souffre, a une fonction thérapeutique.

Cela étant, il peut y avoir quelques mésaventures : je me souviens de mon dépit quand, alors que j'étais Interne et que je ne voulais pas utiliser les ordonnances du médecin que je remplaçais pour mes propres prescriptions d'analyses biologiques – sinon il aurait eu connaissance des résultats –, j'avais pris rendez-vous auprès d'un médecin de mon quartier. Celui-ci – Généraliste enseignant – avait trouvé fin de me faire examiner par son Externe, sans d'ailleurs me demander mon avis. Je n'avais rien dit ne voulant pas me montrer désagréable avec cette étudiante, mais le manque de respect de mon confrère m'a découragé longtemps de retenter l'expérience.

Il n'en reste pas moins que les médecins ne sont pas toujours en bonne santé, parce qu'ils ne prennent pas forcément bien soin d'eux et que la société française est relativement sourde à ce problème. Le conseil de l'Ordre des médecins a mis en place une proposition de consultation dédiée pour ses adhérents, par des médecins sensibilisés à la prise en charge des professionnels de santé. C'est déjà un premier pas.

Ce propos ne serait pas complet, si l'on n'aborde pas le fait que les études et le métier de médecin puissent être sources de souffrance morale. Où, quand le fait d'exercer la médecine rend paradoxalement malade, celui qui la pratique. Les Internes en médecine ont un taux de suicide trois fois plus important que celui de la population générale, les causes étant entre autres un volume horaire de travail très important (plus de quarante-huit heures par semaine en moyenne), la confrontation à des violences hospitalières et le harcèlement moral[61]. Dans une enquête de 2017 – donc bien avant la crise COVID –, les syndicats d'Internes relevaient *« la présence de symptômes anxieux chez 62 % des étudiants, de symptômes dépressifs chez 28 % des étudiants et des idées suicidaires chez 23 % »*.

La question du prendre soins des soignants est donc particulièrement importante et ce à tous les niveaux du parcours professionnel : en prévenant l'abandon d'études, puis celui du métier du fait d'un « burn out » ou tout simplement d'un ras-le-bol, à cause de conditions de travail dégradées. Il ne faut évidemment pas oublier que chaque année des Internes ou des médecins titulaires se donnent la mort sur leur lieu de travail, ce qui n'est pas sans interroger sur la causalité entre leur souffrance au travail et leur volonté d'en finir.

Les mesures de prévention devraient passer par l'amélioration des conditions de travail, ce qui semble difficile actuellement, alors qu'il existe au contraire une dégradation dans ce sens. Peut-être que la fonction de « superviseur », si elle était proposée pendant l'ensemble des études de médecine, avec la nomination d'un tuteur référent et pourquoi pas la poursuite de l'expérience dans la vie professionnelle, permettrait de diminuer ces données bien inquiétantes pour des soignants …

---

[61] Une enquête nationale révèle l'état de santé mentale préoccupant des étudiants en médecine

Moderniser le système

Les années 2000 ont été le tournant de l'informatisation des cabinets médicaux, qui ont vu émerger de nombreux logiciels métiers permettant de gérer les fiches des milliers de patients consultant au sein d'un même cabinet, sans avoir besoin d'aller sans cesse chercher et remettre à leur place leurs fiches. Un certain nombre de praticiens ont préféré rester à l'ancien système, mais force est de constater qu'ils sont aujourd'hui devenus l'exception.

Instauré en 2004, le Dossier Médical Personnel (DMP) - sorte de carnet de santé numérique -, est, deux décennies plus tard toujours à la peine d'être utilisé par les usagers et leurs médecins. Plusieurs freins ont considérablement ralenti sa mise en œuvre : il s'agissait au départ de se baser sur le volontariat, ce qui en toute honnêteté a rencontré assez peu de succès. Ensuite il fallait que le logiciel métier utilisé par le médecin soit « DMP compatible » et là les choses se compliquaient, puisque la synchronisation du dossier patient dans le DMP faisait souvent planter les logiciels.

Qu'à cela ne tienne, l'Assurance Maladie a repris l'affaire en main : l'ouverture des DMP a finalement été faite par défaut pour les usagers – à l'exception de ceux qui s'y opposaient formellement – et celui-ci a été englobé dans une offre de services plus grande : Mon Espace Santé, lancée début 2022. Cette plate-forme préfigure-t-elle le dossier médical virtuel que posséderait tout un chacun et qui pourrait être renseigné et interrogé en consultation, à l'hôpital, chez le pharmacien ou au centre de radiologie et au laboratoire d'analyses médicales ? Des autorisations graduées en fonction du professionnel de santé qui consulte le dossier et des protections électroniques doivent bien évidemment en assurer la sécurité, puisqu'on nous parle d'un coffre-fort numérique. À l'heure des cyberattaques sur les hôpitaux, on compte bien que l'Assurance Maladie ait mis ses meilleurs éléments sur le coup !

Créer un tel dossier, aura comme conséquence de gérer un nombre considérable de données, surtout s'il est alimenté par les nombreux acteurs du soin. La question de l'ergonomie de navigation, à travers toutes ces données est tout à fait essentielle, au risque dans le cas contraire, de faire perdre un temps considérable aux praticiens, pour aller rechercher des informations pertinentes.

Plus prosaïquement, se pose aussi la question de l'universalité des pièces jointes que l'on peut verser sur ce type de dossier virtuel. Actuellement les documents PDF ne se synchronisent pas automatiquement dans les logiciels métiers avec les messageries sécurisées (Apicrypt® et Mssanté) et le praticien consciencieux se doit de faire des « copié-collé » de toutes les pièces jointes ayant ce format qu'il reçoit. Il n'est pas tout d'avoir un outil « universel », encore faut-il qu'il soit pratique à utiliser et non une nouvelle charge de travail supplémentaire.

La caisse d'Assurance Maladie, consciente de l'effort qu'allait nécessiter ce déploiement, a d'ailleurs prévu « une carotte » pour inciter les médecins à alimenter régulièrement cet espace numérique via le versement annuel d'une prime, que toucheront les bons élèves. L'intérêt sous-jacent des tutelles pour ce nouveau système peut être interrogé : s'agit-il uniquement de produire une qualité de service supérieure ou est-ce aussi un moyen d'augmenter son contrôle sur les données de santé ? Les médecins reçoivent déjà annuellement leur RIAP[62] et leur SNIR[63] qui les comparent à la moyenne des autres médecins de leur département. Avec la e-prescription (les ordonnances en ligne), les caisses vont pouvoir beaucoup plus facilement agréger les données de chaque professionnel et exercer une forme de surveillance rapprochée de son activité, notamment sur ses prescriptions. Cela diminuera vraisemblablement – il est vrai –, la fraude aux ordonnances, dont j'ai malheureusement déjà été victime.

Il serait plus logique de mettre en place directement un logiciel universel virtuel, auquel pourraient se connecter les différents interlocuteurs. Les résistances des uns et des autres, qui ne veulent pas s'adapter à un nouvel outil, risquent de diminuer d'autant son utilité. La question est de savoir si l'Assurance Maladie a le dynamisme et les ressources pour un programme d'une telle envergure.

La crise COVID a malheureusement révélé l'inertie et les lourdeurs des administrations françaises pour agir dans l'urgence. Cette carence a permis à une société privée comme Doctolib® de connaître une incroyable croissance, pour assurer un service qui aurait normalement dû être assuré par une structure publique.

Sans aucune animosité de ma part, les motivations des employés de la Sécurité Sociale ne sont pas le mêmes que celles de ceux qui travaillent pour une Start up et ça se comprend bien : même si elles étaient identiques, leur employeur ne leur conférerait aucun avantage supplémentaire.

La question de fond reste donc entière : la montagne accouchera-t-elle de nouveau d'une souris ou aboutira-t-on enfin à quelque chose de fonctionnel ? Rien n'est

[62] Relevé individuel d'Activités et de Prescriptions
[63] Système National Inter Régimes

moins sûr et les milliards dépensés à perte depuis le début de ce chantier ont de quoi rendre furieux, quand on est toujours à la peine de payer décemment les professionnels de santé.

Outre la capacité à convaincre de la nécessité et de l'intérêt de ce nouvel outil, l'Assurance Maladie va devoir convaincre sur un domaine sur lequel elle n'a pas d'expertise : la sécurité informatique des dossiers médicaux virtuels. Le piratage informatique est devenu une pratique très répandue car elle peut se révéler très lucrative pour les hackers. L'exemple récent du piratage des données personnelles des patients qui avaient effectué un test COVID auprès de l'AP-HP, ne laisse rien présager de bon sur les capacités des organes de soins à se prémunir des pirates informatiques. On ne compte plus le nombre d'hôpitaux qui ont été infectés par des attaques informatiques – tels que ceux de Versailles ou de Corbeil-Essonnes –, dans le but de les rançonner. Le patron de l'Agence du Numérique en Santé a eu beau vouloir me rassurer en m'assurant « travailler prioritairement sur cette thématique », après un de mes commentaires inquiets à propos de ce sujet sur LinkedIn, il me semble que la route est encore longue avant que nous puissions nous sentir réellement en sécurité.

Se pose enfin la question de la responsabilité juridique liée à ces dossiers multi entrées. Si nous sommes aujourd'hui responsables des dossiers médicaux de nos patients, qu'en sera-t-il, si cette responsabilité est étendue à cet outil numérique ? Que se passera-t-il si nous avons méconnu une information « cruciale » qui a été perdue au milieu de données mal organisées ? Enfin, si ces dossiers sont piratés par des personnes malveillantes, nos patients – même si nous n'y pourrons rien – ne risquent-ils pas de se retourner contre nous, pour défaut de protection de leurs données, ayant abouti à une rupture du secret médical ?

Alors, mettre l'ensemble des données de santé de la population derrière quelques algorithmes de cryptage, n'est-ce pas mettre sous le nez des cybercriminels un gigantesque pot de miel ? L'Assurance Maladie a-t-elle vraiment pris la mesure de l'enjeu et est-elle à même de proposer des sécurités adéquates ? En a-t-elle les compétences et emploie-t-elle des experts suffisamment qualifiés ? Cela n'apparaît dans leur campagne de communication. Elle aurait avantage à le faire, pour rassurer les usagers et les professionnels du soin.

Les usines à gaz

Bienheureux sommes nous, nos tutelles pensent pour nous ! Après la tarification à l'activité (T2A), mise en place en 2007 pour récompenser les hôpitaux vertueux – qui travaillaient beaucoup – et au contraire pénaliser – ceux qui ronronnaient un peu trop –, nous mesurons aujourd'hui que cela n'a malheureusement pas amélioré la santé des hôpitaux. La gestion comptable de la Santé – si elle ne peut être occultée – a montré ses limites. Dans le domaine public de nombreux hôpitaux se trouvent maintenant en déficit financier et les dévoiements du secteur privé avec du management façon ORPEA font froid dans le dos[64].

Une autre difficulté est celle de la verticalité, pour ne pas dire de l'autoritarisme, qu'emploie l'Assurance Maladie vis-à-vis des médecins : « je décide et il exécute[65] » avait dit en son temps Jacques Chirac à propos d'un certain Nicolas Sarkozy, alors ministre des Finances. Le problème est qu'elle ne connaît pas notre travail. Renseigner « mon espace santé » ne va pas de soi. À l'occasion de consultations qui débordent, le médecin généraliste a d'autres priorités que de s'arrêter longuement pour essayer de comprendre comment fonctionne Mon Espace Santé ou d'ajouter cinq minutes à chaque consultation pour renseigner les dossiers virtuels de ses patients. Tant pis pour ceux, qui comme moi, sont des élèves récalcitrants : nous

---

[64] Les fossoyeurs, Victor Castanet, Fayard 2022
[65] Discours du 14 juillet 2004

serons pénalisés sur notre prochaine ROSP[66], n'ayant pas assez œuvré à faire fonctionner ce magnifique outil.

Mais outre les problèmes évidents de sécurité – qui sont pour le moins minimisés et contre lesquels, on l'a vu, nous sommes bien peu préparés – Mon Espace Santé manque d'ambition. Un outil informatique ne sera efficient que s'il est universel. Le dossier médical d'un patient devrait pouvoir être consulté de manière sécurisée aussi bien à l'hôpital, qu'au cabinet, à l'officine du pharmacien, ou à domicile.

À la question de la protection des données s'ajouteraient, celles de la gestion des Big Data, avec leur hébergement dans des centres de stockage informatique dédiés et de la conception d'une arborescence qui permette de naviguer ergonomiquement sans se perdre avec les milliers de données colligées pour chaque patient. Le danger que ces informations puissent être retournées contre lui sont cependant bien réelles, l'exemple de la gestion des données numériques individuelles par le gouvernement chinois vis-à-vis de ses citoyens fait froid dans le dos. Plus prosaïquement des employeurs pourraient être tentés d'en savoir plus sur leurs salariés. Idem pour les assureurs, qui pourraient vouloir minimiser leurs risques, en accédant directement aux données personnelles de leurs souscripteurs.

Il s'agirait donc de remplacer l'ensemble des logiciels métiers existant par un modèle unique, utilisé par tous. Outre le manque à gagner pour les éditeurs de logiciel médicaux actuels, qui n'accueilleront pas cette proposition de gaieté de cœur, cela nécessiterait une véritable formation des futurs utilisateurs à la gestion de ce « super logiciel ». Tout un programme, mais qui n'est pas près d'être mis en route…faute de moyens concrets et de la résistance – éclairée – à ce type de changement, de bon nombre de

---

[66] Rémunération sur Objectifs de Santé Publique

praticiens qui ont du mal à voir la pertinence d'un remue-ménage aussi risqué.

Sur le fond en effet, l'incompréhension persiste : pour être efficaces les mesures « innovantes » doivent servir les médecins, ce qui nécessiterait sans doute qu'elles viennent plus d'eux, ou du moins qu'ils soient interrogés sur leurs besoins. Au lieu de cela, nos instances s'obstinent à jouer au « petit chef », mécontent de ses ouvriers rétifs, parce qu'ils boudent les nouveaux outils conçus par leurs éminences grises et qui ont coûté très cher. Ce n'est pas un caprice d'enfant gâté, c'est juste que nous ne nous embarrassons pas de ce qui n'est pas réellement une aide pour notre exercice.

Les ROSP qui ont pour but avoué de favoriser la prévention de maladies graves et fréquentes, sont des outils discutables. Freinant des quatre fers pour ne pas augmenter le tarif de la consultation de secteur 1, au grand dam des syndicalistes médicaux – ce qui représenterait semble-t-il un coût insupportable pour la Sécurité Sociale – et interdisant à ses praticiens de coter des dépassements d'honoraires, l'Assurance Maladie a mis une en place une forme de prime à la performance, indexée sur la patientèle, le pourcentage de personnes fragiles socialement ou médicalement prises en charge (patients éligibles à la C2S ou à l'ALD), pour chaque médecin généraliste.

Elle détermine ensuite, en fonction de critères déclaratifs et d'agrégats de données sur la patientèle d'un praticien, sa performance vis-à-vis des critères donnés. Si certains concernent l'utilisation d'outils numériques (télétransmission des feuilles de soins, des arrêts de travail, des déclarations de nouveau médecin traitant, de grossesse…), d'autres sont sensés évaluer la qualité des soins du praticien, en fonction d'objectifs de santé publique et c'est là où le bât blesse.

Noter un praticien sur le nombre de ses patients qui ont fait le dépistage du cancer colorectal ou la vaccination contre la grippe recommandés – ils se sont bien gardés de mettre le vaccin contre la COVID – est foncièrement inique. Vous pouvez faire une prescription de mammographie et insister sur l'importance de la faire, si la femme qui vous consulte décide qu'elle n'a pas envie de réaliser cet examen, cela ne fait pas de vous un mauvais médecin, c'est juste que les patients sont libres de se soigner ou pas, et c'est encore plus marquant pour les mesures de prévention.

Si l'Assurance Maladie décide d'introduire un rapport contraignant au remboursement des soins, en disant par exemple qu'un patient qui n'aurait pas fait son dépistage du cancer du côlon, sera moins bien remboursé de ses consultations, c'est une question de fond, mais je ne suis pas sûr qu'elle souhaite la poser en ces termes. Il est plus facile de taper sur des praticiens à la performance jugée insuffisante, plutôt que de questionner les individus, mais aussi notre société, sur le faible cas qu'elle fait de la prévention de maladies dont on connaît pourtant bien l'histoire naturelle.

Après si les médecins ne soignent plus que les patients vertueux, il risque de ne plus y avoir grand monde dans les cabinets médicaux. Si l'idée d'une rémunération à la performance peut s'entendre, les critères à évaluer se devraient d'être revus en profondeur…

Dernière idée à la mode, le désir d'améliorer les parcours et la coordination des soins a fait émerger des maisons de santé pluridisciplinaires (MSP), permettant de regrouper dans un même lieu différents métiers de la santé ainsi que différents Spécialistes médicaux. L'aménagement du territoire ne permettant pas de construire des MSP partout, il a été décidé pour y remédier de créer des MSP hors les murs : les communautés professionnelles territoriales de santé (CPTS). ROSP oblige, il est maintenant fortement conseillé à ceux qui n'en étaient pas encore adhérents de prendre leur cotisation, sous peine de voir leur prime diminuer l'année suivante.

Je reconnais avoir été heureux de faire la connaissance de la CPTS de mon arrondissement pendant la crise COVID, grâce aux nombreuses informations échangées sur leur groupe WhatsApp. Leur gestion du centre de vaccination, des tests PCR qu'ils ont proposés, ainsi que de l'organisation de vaccinations à domicile pour les plus fragiles a été tout à fait remarquable.

Ils m'ont depuis sollicité dans le cadre d'une de leurs initiatives, pour participer à la mise en place une PASS[67] de ville, qui permettrait de recevoir des personnes sans droits au cabinet médical. Je n'ai finalement pas donné suite. De mon côté, j'ai proposé la création d'une application permettant de recenser les membres de la CPTS, avec des liens pointant sur leur agenda électronique de prise de rendez-vous. Ça n'a pas passionné les foules.

Par ailleurs, face à la pénurie de médecins dans notre territoire, j'ai soulevé l'idée d'effectuer un travail d'interface avec la mairie pour chercher un nouveau local de travail plus grand, que je pourrais occuper avec mes associés actuels et de nouveaux praticiens et favoriser ainsi la création d'une nouvelle MSP. Je n'ai pas eu de retour. Cela ne relève bien sûr pas de sa seule responsabilité car il faut dire que j'avais déjà rencontré la responsable Santé de la mairie du 14ème lors de mon installation et qu'elle avait montré que peu d'intérêt pour un tel projet.

Je me demande de ce fait, si la création des CPTS a un réel intérêt pour l'organisation des soins d'un territoire donné. S'agit-il de nouvelles coquilles vides, dont l'élaboration aura demandé force réunions et des budgets conséquents, mais dont l'utilité finale sera pour le moins

---

[67] Permanence d'Accès aux Soins de Santé

limitée ou peuvent-elles être un réel atout pour le système de Santé ?

La notion d'équipe de soins de ville n'est pourtant pas vaine et le fait de dégager du temps pour des réunions de coordination, autour de situations complexes serait intelligent, de la même manière que les services hospitaliers organisent régulièrement des « staffs ». L'échelle à adopter devrait sans doute plus être celle du médecin généraliste et des autres professionnels (infirmiers, pharmacien, kiné, assistante sociale) avec qui il travaille de manière régulière et ce temps devrait pouvoir faire l'objet d'une rémunération spécifique, en deux mots favoriser l'émergence de plus de MSP.

Plutôt que de partir « d'en haut », en cherchant à mettre en œuvre les directives de l'ARS, il serait beaucoup plus intéressant de « démarrer d'en bas », en offrant un soutien à ce qui existe déjà. La grande messe annuelle de la CPTS autour d'un buffet, gardera un caractère de socialisation indéniable, mais je ne suis pas sûr qu'elle fasse pour autant beaucoup avancer les différentes problématiques rencontrées par les intéressés.

Le financement des CPTS ne se fait pas sans contreparties de la part des tutelles : elles ont notamment pour mission d'aider les patients qui n'ont pas de médecin traitant à en trouver un, et incitent donc leurs adhérents à ouvrir leur carnet de rendez-vous. Il s'agit cependant d'un vœu pieux dans la mesure où les praticiens qu'elles fédèrent ont déjà un agenda saturé, et comptent déjà souvent parmi les élèves vertueux. L'absence de nouvelles installations et le compte triste des départs en retraite ne permet pas d'envisager l'avenir d'une manière positive. Sans parler du fait que l'idéal poursuivi par l'Assurance Maladie, qui consiste à ce que chaque assuré bénéficie d'un médecin traitant, ne tient pas compte des difficultés que posent certains patients aux praticiens en termes de complexité, d'exigences et quelquefois d'agressivité voire de violence. Il est tout un art pour les médecins de refuser les demandes de médecin traitant de certains patients : pas uniquement parce que l'agenda est déjà saturé, mais aussi parce que nous savons que nous allons au-devant de grandes difficultés, si nous ne nous protégeons pas.

La création des Services d'Accès aux Soins (SAS), permettant aux patients d'avoir accès à une consultation en urgence, pose plusieurs questions. Premièrement celle de décharger les services d'Urgences hospitalières, de consultations qui ne relèvent pas de leurs attributions, ce qui est évidemment vu comme une bonne nouvelle pour eux. Deuxièmement de permettre à des patients n'ayant pas de médecin traitant, d'avoir accès à une consultation de premier recours, à une époque où la plupart des praticiens travaillent uniquement sur rendez-vous et ne prennent plus de nouveaux patients. Une « carotte » a même été proposée, en majorant de quinze euros les consultations adressées par le SAMU au médecin consacrant une partie de son agenda au SAS.

Au début de mon installation, l'emploi du temps des médecins de mon cabinet était partagé entre des plages de consultations sur rendez-vous et d'autres sans rendez-vous. Le médecin qui effectuait la consultation « libre » gérait une liste d'inscrits qui fluctuait fortement en fonction des horaires et du jour de la semaine. Je pouvais ainsi recevoir ainsi plus de vingt patients après dix-sept heures le lundi soir et souvent moins de dix le mardi matin. Le nombre d'urgences au sens médical du terme, était très faible, mais cela augmentait aussi considérablement la pression sur le médecin qui effectuait la consultation. Si certains associés y voyaient l'opportunité de voir plus de patients, la difficulté était inéluctablement de ne pas rater un diagnostic grave, devant une cadence soutenue des consultations. Dire que cela rendait un service à nos patients est assez évident, mais combien de renouvellements d'ordonnances, de certificats sportifs, de problèmes globalement non urgents, ai-je reçu lors de ces consultations ?

À dire vrai, il s'agissait de la majorité d'entre elles. Je ne parle pas de la foire d'empoigne entre patients, pour être inscrit en premier par la secrétaire, ni des remarques régulières dont j'étais destinataire lorsque « j'avais pris trop de temps » avec le patient précédent...Les consultations sur rendez-vous, outre qu'elles structurent et limitent mieux notre agenda, nous permettent aussi de sélectionner notre patientèle. Les patients agressifs, retardataires ou absents systématiques peuvent être black-listés. Cette organisation rend le travail moins pesant et fait certainement diminuer le niveau de violence et de tension à l'entrée du cabinet.

L'Uberisation de la médecine, qui consiste à proposer un accès immédiat et sans limite aux consultations médicales, est nuisible à la discipline. Les téléconsultations, si elles ont rendu d'indéniables services pendant les confinements associés à la crise du COVID, ne peuvent pas être un outil durable de suivi d'une patientèle et encore moins une réponse à la pénurie de médecins dans les zones sous dotées. Tout d'abord parce que vous n'examinez pas les patients que vous voyez en téléconsultation, ensuite parce que les patients qui prennent rendez-vous sur les sites des sociétés qui proposent ce service, verront un praticien différent à chaque connexion. Il s'agit tout au plus d'un moyen de dépannage mais certainement pas d'une solution pérenne à la crise démographique médicale.

Peut-être que les propositions de consultations avancées, dans des bus qui couvrent les territoires délaissés – ce qui n'est pas sans me rappeler l'expérience des cliniques mobiles de MSF –, permettront de maintenir l'accès au soin, en attendant de ressusciter un jour peut-être, l'intérêt de candidats à l'installation.

Les mystérieuses plateformes territoriales d'appui (PTA)

Lorsque j'ai fait des recherches pour ma thèse sur la gestion des parcours de soins des patients souffrant de maladies chroniques, je trouvais ça et là dans des articles internationaux des références à des plateformes d'appui à la coordination que le médecin traitant pouvait solliciter. Dans ma pratique, le seul organisme qui a pu jouer ce rôle-là, est le réseau de soins palliatifs à domicile avec lequel je collabore. Je vois de temps en temps une publicité pour une nouvelle société de télémédecine qui vante son travail auprès des patients souffrant de telle ou telle pathologie, mais cela relève de l'initiative privée ou d'une dynamique initiée par l'hôpital dans laquelle le médecin généraliste est rarement inclus.

Pourtant, si l'on en croit l'ARS, de telles initiatives existent[68], les PTA devant aider à *« informer et orienter les professionnels vers les ressources sanitaires, sociales et médico-sociales de leurs territoires (...) appuyer l'organisation des parcours complexes, dont l'organisation des admissions et des sorties des établissements (...) et soutenir pratiques et initiatives professionnelles en matière d'organisation et de sécurité des parcours, d'accès aux soins et de coordination, en apportant un appui opérationnel et logistique aux projets des professionnels. »*

---

[68] PTA : Un soutien pour les professionnels dans l'organisation des parcours de santé complexes
https://solidarites-sante.gouv.fr/professionnels/gerer-un-etablissement-de-sante-medico-social/plateformes-territoriales-d-appui

Ce projet serait déjà à l'œuvre sous la forme des Territoire de Soins Numérique (TSN) et des Parcours de santé des Personnes Âgées en Perte d'Autonomie (PAERPA) et leur finalité serait de « *proposer un guichet unique au carrefour des secteurs sanitaires, sociaux et médico-sociaux* ».

Jusque-là, rien à redire : le suivi – entre autres – de patients âgés polypathologiques nécessite la coordination de nombreux acteurs (infirmières, kinés, Spécialistes d'organe, assistante sociale, Gériatre, MDPH, EHPAD…) et cette coordination repose souvent sur l'aidant principal. Le fait d'avoir un outil professionnel qui assure l'interface entre ces différents intervenants serait bien évidemment précieux pour le patient, son entourage et le médecin traitant.

Reste à savoir quelle place sera réservée à ce dernier. Officiellement, coordinateur de ces démarches, il est possible que son pouvoir décisionnaire soit mis à la marge, comme j'ai pu le constater avec les SSIAD[69] et l'HAD[70] qui fonctionnent, de ce point de vue, en roue libre.

Enfin, le problème de ce projet de PTA est qu'il est comme les CPTS, c'est à dire purement technocratique : je n'ai à aucun moment été démarché par un représentant de l'ARS pour me parler d'une telle initiative. Officiellement en marche depuis plus d'un an, il n'a d'ailleurs fait l'objet d'aucune communication professionnelle. Il me semble que cette incapacité à communiquer entre « le sommet » du système de santé et « sa base » est éminemment problématique : malgré tout l'intérêt que pourrait avoir ces plateformes, je crains très fortement que ce projet ne sorte jamais du tiroir.

---

[69] Service de Soins Infirmiers À Domicile

[70] Hospitalisation À Domicile

3ème partie

Le système de Santé en France, un déclin annoncé ?

Améliorer l'existant ?

J'écoutais l'autre jour Jean-Marc Jancovici, ingénieur spécialisé dans les problèmes d'énergie, expliquer que nous n'avions pas circonscrit le problème du réchauffement climatique. En d'autres termes, que prendre vraiment conscience de ce qui est en train de nous arriver, nécessiterait une stratégie de changements (tels que moins prendre l'avion pour commencer, plutôt que de juste éteindre le WIFI) auxquels nous ne voulons pas nous confronter. Le déni a donc encore de beaux jours devant lui, malgré un « retour du réel », à travers les étés caniculaires et les catastrophes climatiques, de plus en plus prégnant.

Nous pouvons nous demander si les problématiques du système de Santé ne sont pas similaires : tout le monde s'accorde pour dire que ça ne va pas, d'aucuns parlent de faire des réformes en profondeur – sans qu'ils en donnent le détail – et chacun y va de sa solution à l'emporte-pièce, censée à elle seule nous sortir de l'ornière. Ainsi, « la suppression du numérus clausus », « la coercition pour que les Généralistes s'installent dans des zones sous dotées », « la suppression des dépassements d'honoraires » ou encore « le retour à l'obligation de faire des gardes pour les professionnels de ville » sont présentées par leurs auteurs comme des leviers surpuissants.

Des remèdes donc, mais pas de diagnostic de la maladie, pas d'analyse de sa physiopathologie, de son caractère systémique ou de son histoire naturelle. Autant de coups dans l'eau en quelque sorte…

Pourtant, j'ai l'outrecuidance de croire que la situation n'est pas encore désespérée. Les changements nécessaires dépendent de notre capacité à comprendre un peu mieux « le mal » auquel nous avons affaire. Car si certains ont encore l'audace de clamer, que si les choses vont mal, c'est parce que « à l'hôpital, il y a beaucoup plus de tire-au-flanc qu'avant [71]», on peut leur opposer, que la situation dans laquelle nous nous trouvons, est au moins en partie due à l'incapacité que nous avons de remettre en question un système dysfonctionnel, dont ils sont par ailleurs les garants.

Ainsi une organisation des soins, uniquement centrée sur la maladie et qui fait peu de cas de la prévention, qui met l'essentiel de ses moyens sur le troisième et le quatrième recours (les hôpitaux généraux et les hôpitaux universitaires), plutôt que sur les praticiens de première et deuxième ligne (les consultations des médecins généralistes et spécialistes de ville,) doit être interrogée sur sa pertinence, tant l'état de l'ensemble de notre système de soins est aujourd'hui miséreux.

Le décalage entre les vagues d'étudiants se bousculant à la porte des facultés pour s'inscrire en première année de médecine et la défiance de ceux qui seront allés au bout du parcours vis-à-vis des spécialités médicales « en carence », sans parler de leur frilosité à s'installer d'une manière générale, doit interroger. Est-ce un problème d'erreur de casting de ceux qui ont été sélectionnés pourtant impitoyablement ? Ou bien le modèle de formation valorisant préférentiellement « les spécialités nobles » est-il venu à bout de la vocation de ceux qui pouvaient se destiner à la médecine générale – ou à la psychiatrie, la santé publique, la médecine du travail – et qui y renoncent, estimant que la valorisation de leurs longues études n'est pas au rendez-vous, alors qu'elles touchent à leur fin ? Car,

---

[71] Pr Michaël Peyromaure, chef de service en urologie à l'hôpital Cochin, le Figaro du 1er juillet 2022

dans une société de plus en plus marquée par l'individualisme, il serait étonnant que le chacun pour soi échappe au monde des soignants. C'est même paradoxalement de cette manière que les médecins sont sélectionnés : en résistant à la pression d'un concours, d'examens nombreux, d'horaires de travail étendus, de responsabilités lourdes. Les places s'obtiennent au talent mais aussi par la compétition active. À chacun de connaître sa valeur et ses ambitions. Il semble donc déraisonnable d'espérer trouver de gentils soignants « fleur bleue », acceptant d'aller soigner par pur esprit charitable leurs concitoyens dans les situations les plus dégradées.

N'étant pas idiots et ayant bien compris que la société allait essayer de tirer le meilleur parti d'eux après les avoir formés, ils souhaitent de leur côté avoir le meilleur retour sur investissement possible – intérêt du métier, prestige, rémunération, lieu de vie, temps personnel – ce qui peut bien se comprendre. Le problème est que finalement, assez peu de cas est fait des besoins de la population, qui sont souvent opposés aux attentes des médecins. Si l'essence du métier des soins est basée sur le service, il est bien évident que si celui ou celle qui le rend, ne trouve pas de gratification – c'est aussi beaucoup de reconnaissance symbolique et pas toujours d'espèces sonnantes et trébuchantes dont il s'agit – en retour à ses efforts, il n'est pas étonnant, qu'il ne se sente pas très à l'aise dans sa peau de soignant.

Comme j'avais pu le constater en Afrique en découvrant un camp où l'on soignait le choléra, politique et santé sont particulièrement liées. Pour espérer bénéficier d'un système de santé de qualité, le premier choix d'un dirigeant doit être évidemment de mettre des moyens suffisants dans son budget pour prendre soin de sa population. La deuxième chose est d'avoir un bon architecte, qui après avoir évalué correctement « la demande » à l'échelle d'une nation, doit être capable d'y répondre de manière structurée et efficiente. La France est championne pour multiplier les agences de santé, dont les domaines de compétences se recoupent et pour créer des règles administratives à n'en plus finir qui ont pour conséquences de paralyser les acteurs de terrain.

La question, à travers celle de la gestion de « la santé pour tous », n'est-elle pas également dans des choix stratégiques ? Peut-on raisonnablement penser que le système a pour mission de soigner aussi bien le simple rhume que la maladie la plus grave et la plus avancée, sans participation des intéressés dans le paiement de leurs soins, par l'unique financement des cotisations à l'Assurance Maladie et des contributions assises sur les rémunérations ? Au même titre que tout un chacun paye son logement, sa nourriture, ses habits, ses vacances, pourquoi semble-t-il si scandaleux de mettre la main à la poche et de payer pour sa santé ? Je ne parle évidemment pas de revenir sur les dispositions de solidarité avec les plus modestes (C2S, AME) et encore moins sur la prise en charge des affections de longue durée, qui sont à juste titre considérées comme des maladies graves. Je parle du quotidien, du banal, du bénin, ce qui est déjà en marche avec le déremboursement de « petits médicaments » … Le pendant de cette idée étant que ce « petit risque » soit pris en charge par des complémentaires santé, avec la bénédiction du MEDEF[72].

Ces complémentaires santé remboursent leurs souscripteurs de la part non prise en charge par l'Assurance Maladie, en fonction de leur cotisation mensuelle, tout en faisant des bénéfices conséquents. Pourquoi accepte-t-on cela ? La Sécurité Sociale ne pourrait-elle pas jouer le même rôle, ce qui allégerait considérablement les montants souscrits par les assurés ? Nous n'arrivons déjà pas à unifier l'ensemble des régimes de Sécurité Sociale, la tâche

---

[72] Mouvement des Entreprises DE France

paraîtra sans doute trop ambitieuse, mais cela semblerait plus logique, à l'heure où les mutuelles sont devenues obligatoires. Cette fonction est d'ailleurs déjà remplie par l'Assurance Maladie pour une minorité de cotisants, qui payent une cotisation afin de pouvoir bénéficier de la C2S.

Ce serait évidemment une surcharge de travail pour elle, mais les emplois supplémentaires nécessaires seraient directement financés par les usagers et non plus par l'État. Pourquoi dire d'un côté que l'on ne peut pas augmenter la rémunération des soignants pour des motifs sociaux alors que dans le même temps, cela ne pose aucun problème de demander à la population de souscrire à des mutuelles fort onéreuses dont la finalité est le profit financier. Autant que l'argent aille dans les bonnes poches !

Les études de médecine sont-elles bien faites ?

Je me suis réinscrit en première année de médecine après deux ans et demi d'exercice professionnel comme infirmier. L'existence d'une loi permettant aux paramédicaux de passer la première année comme un examen – avec un quota très réduit de places surnuméraires – et non comme un concours, fit crisser les dents d'un certain nombre de médecins que je fus amené à côtoyer au cours de mon parcours. Ils y voyaient une injustice envers ceux qui avaient pu être éliminés à quelques points, qui « avaient le niveau » mais que le numerus clausus avait impitoyablement écartés. J'en conçus pendant très longtemps « un syndrome de l'imposteur » contre lequel j'eus bien du mal à lutter malgré des notes très rassurantes dans la suite de mes études.

De mon côté, j'ai trouvé injustifié que ma formation précédente et mon expérience professionnelle soient si peu valorisées, en me demandant de démarrer la formation médicale à son commencement. Le temps m'a partiellement donné raison, puisque les paramédicaux, mais aussi des étudiants d'autres secteurs, peuvent aujourd'hui – via une passerelle – intégrer les études de Médecine en deuxième ou troisième année. Sans doute à tort, je me dis que l'exemple des paramédicaux qui ont fait Médecine avec succès – à ma connaissance, tous sont allés au bout de leur formation et plusieurs sont aujourd'hui Spécialistes : l'un est Radiologue et l'autre Chirurgien viscéral – a contribué à faire légèrement évoluer les mentalités sur le sujet. Nos successeurs ont encore du pain sur la planche.

Avec le temps, je me demande que retenir de cette première année de médecine et je serai tenté de dire : « pas grand-chose de bon ». Au-delà du stress lié à la grande quantité de travail et aux difficultés de financement, j'avais du mal à trouver du sens à ce que je faisais.

Le concours, système de sélection « le plus juste » des candidats, était en fait altéré par l'inscription à des prépas payantes – dont je ne bénéficiais pas –, qui dopaient la réussite de leurs élèves. Il existait donc un biais de sélection par l'argent. L'universalisme des études gratuites ou presque, était un leurre. C'était un peu comme si lors d'une compétition sportive, on admettait que certains athlètes utilisent des produits améliorant leur performance, tout en validant leurs résultats sans ciller.

Deuxièmement on l'a assez dit, c'était un vrai gâchis de talents puisque bon nombre d'étudiants qui avaient travaillé de manière acharnée, avaient pour tout solde l'échec au bout de deux ans. Des passerelles vers les filières scientifiques (physique, chimie, biologie) pour les reçus-collés – qui avaient plus de dix de moyenne générale mais qui étaient en dessous de la barre du concours – étaient néanmoins mises en place. Puis la première année qui était déjà commune aux études dentaires et de sage-femme devint un prérequis pour les études de kinésithérapie et enfin de pharmacie.

Contrairement aux études infirmières où l'on voyait arriver quelques personnes plus âgées pour une reconversion professionnelle, les inscrits en première année de médecine avaient tous le même âge, souvent une mention au bac et n'avaient aucune expérience de la vie professionnelle. Le recours à Parcours Sup pour déterminer qui pourra ou non s'inscrire à la fac de Médecine est une catastrophe de plus, accentuant encore un peu plus le caractère normatif des futurs médecins.

Je me suis beaucoup ennuyé à l'école, que je considérais comme une grande perte de temps. Avoir des notes bonnes ou mauvaises me paraissait abscons : je n'apprenais rien de concret. À contrario, lorsque j'ai commencé à exercer un métier porteur de sens, j'ai voulu continuer à apprendre et on m'a signifié que vouloir évoluer en compétences, avait comme corollaire de tout recommencer à zéro…

La formation « en silos » dans le domaine de la Santé, participe à la désaffection des professions paramédicales au bout d'une dizaine d'années d'exercice. Nul doute que l'instauration d'une formation type LMD[73] des professions du soin enrichirait très largement les carrières, tout en récompensant les éléments les plus volontaires – dans la mesure de leurs aptitudes –, qui ont commencé « en bas de l'échelle. »

Ensuite le contenu, à proprement parler des études, pouvait interroger [74] . Contrairement à la formation infirmière où je fus mis « dans le bain » dès le premier mois, les deux premières années de médecine étaient consacrées à l'étude des matières fondamentales : physique générale, chimie générale, chimie organique, biochimie, génétique…

Un des arguments était qu'il était plus facile de sélectionner les étudiants sur des matières « dures » et puis après tout, la médecine était une « science ». Cette modalité de formation découle du rapport d'Abraham Flexner en 1910 – toujours en vigueur –. Scientifique américain de l'éducation, il a influencé dans le monde entier

---

[73] Licence Master Doctorat

[74] Comment reconnait-on un étudiant en Médecine d'un étudiant en Prépa? C'est simple on demande aux deux d'apprendre l'annuaire téléphonique. L'étudiant en Prépa répond : « c'est pour quoi ? » et l'étudiant en Médecine « c'est pour quand ? ». Extrait des dialogues du fil « Première année » de Thomas Lilti (2018)

l'organisation des études médicales …et cela n'a pas changé ! Il estimait en effet que « les *étudiants devaient être sélectionnés en fonction de normes d'admission rigoureuses, apprendre les sciences fondamentales qui leur seraient enseignées par des professeurs universitaires à temps plein dans des laboratoires bien équipés et avoir libre accès aux cas cliniques dans les hôpitaux* ». Si je ne vais pas plus avant dans l'analyse de ce rapport, il est bien évident qu'il faudrait en détailler les mécanismes et l'importance de chaque rouage, s'il est question de modifier le déroulement des études de Médecine.

C'est sans doute la raison pour laquelle, des oraux qui « n'ont pas pour but d'évaluer les connaissances des étudiants mais bien leur capacité à analyser, synthétiser, argumenter à l'oral[75] » ont été introduit récemment, visant à pondérer l'importance des matières scientifiques, incontournables à l'écrit dans la sélection des futurs médecins.

Je remarque qu'y compris dans cette nouvelle formule il est possible d'avoir des étudiants qui obtiennent de très bons résultats mais qui réalisent, lors de leurs premiers stages à l'hôpital, qu'ils n'ont pas du tout d'affinité pour les patients ou même qu'ils se sentent mal à l'aise avec les maladies. Il est tout à fait dommage qu'aucun contact avec le soin n'ait lieu au cours de cette année décisive.

Un confrère postait il y a peu le message suivant sur la page d'un syndicat [76]: « avant le concours de première année, c'était très con mais c'était très efficace, ensuite on a eu la PACES, c'était toujours aussi con et toujours aussi efficace, maintenant on a un truc qui est encore très con mais on n'est même pas sûr que cela fonctionne vraiment ».

---

[75] Leur pertinence reste cependant à établir, eu égard à quelques écueils…

[76] Page Facebook de l'Union Française pour la Médecine Libre

Il est vrai qu'en médecine il faut beaucoup travailler, mais aussi travailler avec méthode et efficacité. C'est tout l'enjeu de nos consultations plus tard : face aux « chaos » des demandes multiples et complexes de nos patients, nous devons y répondre de manière organisée, concise et dans un temps limité, compte tenu de nos agendas saturés. La première année avait donc cette mission de « formater » les étudiants à une charge de travail lourde, qui ne s'amenuiserait pas avec les années. La notion de compétition même si elle retombe fortement entre la deuxième et la cinquième année, se réactive à l'approche des Épreuves Nationales Classantes (ex-concours de l'Internat). Suivant la spécialité médicale choisie, cette notion reste ensuite importante pour l'obtention d'un poste de chef de clinique, puis à toutes les autres strates de la hiérarchie hospitalière. Penser que l'on peut recruter les futurs médecins uniquement sur des valeurs humaines est mal connaître la réalité du monde de la Santé et de l'hôpital en particulier.

Quelles pistes d'amélioration pourrait-on proposer afin de mieux choisir les futurs médecins ? Sans surprise, il me semblerait intéressant de faciliter l'accès aux études de Médecine à des gens qui sont déjà des professionnels de la Santé. Loin de moi l'idée de mettre sur le même plan les études infirmières et celles de Médecine : elles n'ont rien à voir en termes de difficulté et de durée. Pour autant certain(e)s infirmier(e)s, kinés, sage-femmes, désireux d'évoluer professionnellement, se retrouvent condamnés à stagner dans leur carrière, parce qu'ils ont sans doute manqué d'ambition en ne choisissant pas la bonne filière ou parce qu'ils se sont fait recaler à un moment où ils n'étaient pas prêts à se lancer dans des études longues. La remarque habituelle est qu'il existe une évolution administrative possible – en devenant cadre de soins, surveillant chef …– mais pour ce qui concerne le cœur du métier, à savoir le soin, il existe toujours de fortes résistances ou en tout cas un vide symbolique entre médical et paramédical.

Il est vraisemblable que cette modalité d'admission reste minoritaire. D'une part, beaucoup de paramédicaux n'ont pas envie de faire face à une durée d'étude longue et aux responsabilités qui sont inhérentes au statut médical.

Ensuite, pour que ce type de parcours occupe une place plus significative chez les étudiants, il faudrait intégrer les études déjà accomplies et l'expérience acquise dans un parcours caractérisé par sa très grande durée dans le temps. À l'heure actuelle, outre les questions de « niveau » le fait de devoir financer sur ses propres deniers cinq ans (six lorsque je l'ai fait) de reprise d'études avant d'atteindre les années d'Internat qui sont rémunérées, rend cette perspective insupportable pour tous ceux qui seraient tentés par l'aventure. La possibilité depuis quelques années, de souscrire à un Contrat d'Engagement de Service Public[77], dès la quatrième année facilitent cependant l'entreprise, mais je n'ai malheureusement pas pu en bénéficier à l'époque où je faisais mes études.

Une autre solution serait carrément de remplacer les trois premières années d'études de médecine, très théoriques, par l'obtention d'un diplôme paramédical. Il s'agirait d'appliquer le modèle proposé par certaines écoles d'ingénieur, qui considèrent que pour espérer diriger un jour une entreprise – ou en tout cas, y occuper des fonctions supérieures – il faut avoir occupé précédemment tous les postes subalternes à votre fonction finale.

---

[77] L'étudiant s'engage à exercer la médecine générale dans une zone en tension pendant un nombre contractuel d'années en fonction de la durée de son financement. Il perd cependant la possibilité d'exercer bon nombre de spécialités non déficitaires, même si son classement aux ECN le lui permettraient de manière théorique.

Je proposerais de remplacer le modèle actuel PCEM, DCEM, TCEM[78], par celui commun à toutes les autres filières d'études à savoir le LMD. La particularité en serait que le Master se ferait en trois ans ce qui est la durée de l'Externat, l'Internat ne serait quant à lui pas modifié. Le choix des études médicales se ferait donc avec une expérience professionnelle dans le domaine de la Santé de trois ans, à partir de critères de sélection basés sur l'exercice professionnel et non uniquement sur des connaissances théoriques.

Qu'adviendrait-il alors de toutes les matières étudiées pendant les trois premières années de Médecine ? Peut-être que certaines matières telles que la physique, la chimie générale et la chimie organique verraient leur volume d'heure diminuer voire disparaîtraient. D'autres, telles que l'anatomie, l'histologie, la biologie de la reproduction seraient redistribuées dans chacun des modules correspondant (cardiologie, gynécologie, pneumologie, gastro-entérologie). Cette nouvelle voie d'accès à la médecine permettrait vraisemblablement d'enrichir les carrières des paramédicaux, tout en procurant une plus grande justice sociale dans l'exercice médical, sans parler de la modification des rapports hiérarchiques que cela induirait.

Pourquoi changer encore la donne, quand les dernières années ont vu apparaître les LAS[79], permettant à des étudiants qui n'ont pas eu le niveau suffisant pour accéder en deuxième année de Médecine directement depuis la PASS, de progresser dans d'autres études, voire de retenter leur chance. Tout simplement parce que ces LAS ne qualifient à rien de précis alors qu'un diplôme paramédical donne accès à un vrai métier. Les LAS, loin d'être un progrès sont donc même plutôt un recul.

---

[78] Premier, Deuxième, Troisième Cycle des Études Médicales
[79] Licence option accès santé

Ce qui manque c'est le chaînon permettant au sein d'une même carrière de passer de paramédical à médical. Cela oblige à aller au-delà des corporatismes, de l'esprit de caste pour ne pas dire du mépris que les médecins peuvent avoir vis à vis des paramédicaux.

Le revers évident de cette nouvelle organisation de la formation – et c'est déjà malheureusement le cas, aux dires d'une de mes patientes, étudiante infirmière[80] –, c'est qu'il y a un grand risque que plus grand-monde ne veuille devenir infirmier, ce diplôme ne devenant plus une fin en soi, mais un simple jalon pour pouvoir devenir médecin. Cela ferait sauter les cloisons qui existent entre les différentes castes professionnelles, mais augmenterait aussi la pression sur ceux qui n'ont pas pu – ou voulu– aller au bout du chemin. C'est aussi une question philosophique : faut-il être médecin pour être heureux, lorsque l'on travaille dans le domaine de la Santé ? Les revendications syndicales actuelles des médecins semblent indiquer que leur diplôme n'est pas nécessairement associé à une félicité permanente. L'augmentation de la qualité des conditions de travail pour chaque profession est sans doute la première réponse à apporter, plus que le remaniement de l'ensemble du système.

Tout au long de mes études, mes anciens collègues m'ont rappelé que médecin et infirmier étaient des métiers différents : c'est à la fois vrai mais, c'est aussi un déni des rapports hiérarchiques qui existent entre ces professions, même si diplomatiquement ils sont aujourd'hui passés sous le tapis. Le LMD accroîtrait sans doute cette relation, mais fournirait aussi la clé pour s'en affranchir : en poursuivant sa formation. Un dernier point est que la France a besoin de plus d'infirmiers que de médecins, la question de la

[80] Elle m'expliquait que grâce aux passerelles, beaucoup de recalés de médecine suivent la formation infirmière pour réintégrer les études médicales en deuxième ou troisième année.

sélection de ces derniers ne serait pas supprimée mais envisagée sur une modalité plus « juste ».

*

Quid des infirmiers spécialisés, des IPA ou des autres paramédicaux ayant développé une qualification supplémentaire ? Cela pourrait être une prolongation du modèle précédent : l'accès à la Médecine survenant via une ou deux années de mise à niveau préparant au concours de l'Internat. Nous pourrions aussi imaginer une filière parallèle au tronc classique de l'Externat ou Master 3 dans des disciplines déjà balisées telles que l'Anesthésie-Réanimation, la Puériculture et le Bloc opératoire, qui permettrait alors de présenter directement les épreuves de sélection, leur permettant de savoir s'ils pourront ou non devenir médecin Anesthésiste, Pédiatre ou Chirurgien.

J'entends déjà les confrères scandalisés par le fait que cela abaissera considérablement le niveau des candidats à la Médecine. Je ferai juste remarquer que le système actuel évalue la capacité des étudiants à acquérir une grande quantité de connaissances en peu de temps et à entrer en compétition. Le modèle que je propose serait une sélection basée sur l'efficacité « en vie réelle » des postulants : il est bien connu qu'un certain nombre de personnes peuvent être très fortes en théorie, mais avoir une performance pratique bien différente.

Par ailleurs, c'est une spécificité bien française de faire une telle dichotomie entre études et vie professionnelle, comme si l'une et l'autre ne pouvaient pas s'enrichir mutuellement. Emmanuel Macron rappelait récemment que les Français seraient sans doute amenés à exercer plusieurs métiers au cours de leur carrière professionnelle. Si je pouvais m'adresser directement à lui, ma question serait : pourquoi ces différents exercices devraient-ils toujours se faire de manière « horizontale » et jamais de façon « verticale » ?

D'autres diront sous la forme d'un truisme que si untel ou unetelle occupe un poste donné de la hiérarchie, c'est que la nature est bien faite et qu'après tout, s'il ou elle en avait eu les capacités, pourquoi n'a-t-il pas tenté sa chance plus tôt ?

Je répondrai qu'avec ce raisonnement nous n'aurions pas eu Alain Deloche[81] . Je l'ai écouté dans un podcast revenir sur son parcours de vie et notamment sur « le cancre » qu'il avait été à l'école. Incité néanmoins par sa grand-mère paternelle à s'inscrire en médecine, son père aurait refusé en premier lieu, en lui disant qu'il ne le croyait pas capable d'occuper un jour la fonction de médecin. Tancé par sa propre mère, son père revint sur sa décision. Deloche, révélé par l'intérêt qu'il trouva dans les études de médecine, eût un destin médical exceptionnel comme professeur de chirurgie cardiaque et en fondant la chaine de l'Espoir. Il fait désormais partie des grands noms de la Médecine contemporaine. Aurait-il pu avoir accès à une telle carrière aujourd'hui, alors que le dossier scolaire est devenu la seule clé d'entrée de l'orientation dans les études supérieures ?

---

[81] Chirurgien cardiaque, professeur de médecine, petit-neveu d'Albert Schweitzer.

La fin du numerus clausus, la solution ?

Depuis maintenant plusieurs années, la France fait face à des déserts médicaux et ne sait plus à quel Saint se vouer pour trouver une solution, afin de remplacer les médecins partis à la retraite sans successeur et qui laissent orphelins des bassins entiers de population.

Le cri du cœur est souvent de dire que tout cela est la faute au numérus clausus qui a limité beaucoup trop drastiquement la formation des futurs médecins et que cela constitue les raisons de la catastrophe actuelle. La vérité est sans doute plus nuancée de même que les solutions à apporter. Tout d'abord le médecin n'est qu'un maillon – certes essentiel – de la vie locale. Si dans une commune, il n'y a plus ni école, ni commerces, ni services publics, ni travail pour le conjoint, les candidats à la ruralité seront nécessairement rares.

Le deuxième point, qui est plus méconnu, est que la France ne manque pas nécessairement de médecins diplômés, mais qu'ils ne sont pas forcément là où on souhaiterait qu'ils soient et qu'ils n'exercent pas de la manière attendue par la communauté. En d'autres termes la majorité des médecins souhaite devenir Spécialiste (les questions de prestige social et de rémunération ne sont pas sans rapport avec cet état de fait) et pour ce qui concerne la Médecine générale, beaucoup de nouveaux praticiens décident de rester Remplaçants ou choisissent des modes d'exercice (Nutrition, Médecine esthétique, Échographie médicale, Médecine d'Urgence à domicile…) loin du champ dans lequel ils ont été initialement formés.

Plusieurs Spécialités souffrent également d'un déficit d'attractivité, et le fait de multiplier le nombre d'étudiants accédant en deuxième année de médecine, n'améliorera pas nécessairement cette situation.

Enfin les capacités de formation de l'appareil universitaire ne sont pas infinies. S'il est relativement aisé d'ouvrir un deuxième amphithéâtre, de faire des cours en ligne pour permettre à plus d'étudiants de suivre cette filière, il n'en va pas de même des places disponibles dans les différents stages. Les encadrants ne peuvent pas se démultiplier pour former toujours plus d'étudiants. La qualité de la formation délivrée aux étudiants en médecine est également proportionnée à la proximité qu'ils ont avec leurs enseignants et au suivi des tâches que ceux-ci peuvent leur donner. Une dilution des responsabilités attribuées aux Externes, du fait d'une trop grande augmentation de leur nombre, les feraient passer d'une position d'acteur à responsabilité limitée à celle de spectateur de l'activité de soin, la transition vers le statut d'Interne se fera alors d'une manière encore plus brutale.

Améliorer l'accès aux soins nécessite donc de revaloriser les Spécialités « mal aimées » en les mettant au même plan que celles qui sont plébiscitées par les étudiants les mieux classés. Une des manières de faire est d'accorder aux enseignants de Santé publique, de Médecine générale, de Médecine du travail des volumes d'heures de cours significatifs pendant les deux premiers cycles des études médicales et d'organiser des stages dans ces disciplines.

Il faudrait également renverser le modèle en suivant la logique : apprendre la Médecine générale, puis s'intéresser secondairement aux Spécialités médicales. Toutefois trouver des volontaires ne sera pas forcément chose aisée, tant le travail demandé est important et la rémunération faible.

Étudiant infirmier, j'ai eu en trois ans de formation un aperçu beaucoup plus large du domaine de la Santé que lors des six années de médecine qui ont précédé mon choix de Spécialité. L'influence des enseignants et de l'environnement socio-culturel, prend alors une importance décisive sur le futur métier, alors même que l'étudiant n'a eu accès qu'à une vision trop partiale de l'ensemble des exercices auxquels il pourrait prétendre.

Les revalorisations des Spécialités en souffrance, si elles passent par l'amélioration des rémunérations se doivent aussi de se faire sur un plan symbolique : le Généraliste doit pouvoir se sentir autant médecin que son confrère Spécialiste hospitalier, ce qui est un objectif loin d'être atteint. Au sein d'une même carrière, une évolution vers des postes avec différentes responsabilités devrait pouvoir être proposée.

Enfin la notion de passerelle, qui a été introduite dans le premier cycle des études médicales, doit pouvoir être proposée également plus tard dans la carrière. Cela éviterait à certains de penser qu'ils ont été dirigés de manière définitive dans une Spécialité alors qu'ils souhaitent résolument exercer sous une autre modalité la médecine. En ce sens, les Certificats d'Études Spécialisées qu'ont pu acquérir les Baby-boomers, répondaient bien à cette question.

Ces spécialités mal aimées…

Les années se suivent et se ressemblent en ce qui concerne l'Examen National Classant : tantôt la Chirurgie plastique, l'Ophtalmologie, la Dermatologie ou même la Cardiologie sont choisies en premier. Ces spécialités ont en commun d'être les mieux payées des professions médicales. Et de manière invariable la Médecine générale, la Psychiatrie, la Santé publique et la Médecine du travail se disputent les dernières places.

Pourquoi un tel désaveu notamment concernant la Médecine générale qui est pourtant la première en nombre de praticiens et ô combien centrale dans la prise en charge de la population ? Une première réponse est structurelle : l'hôpital à qui est confiée la formation des étudiants, propose comme canon à ses étudiants de devenir… des Spécialistes universitaires, ce qui découle de la réforme Debré de 1958. La Médecine générale apparaît dès lors comme un choix par défaut, pour ne pas dire par l'échec. Certains enseignants ne cachent d'ailleurs pas leur mépris pour les médecins généralistes qui font selon eux « un peu de tout et beaucoup de n'importe quoi ». Mes conférenciers d'Internat nous menaçaient avec gravité de « devenir Généraliste à Charleville Mézières » si nous ne travaillions pas avec assez de sérieux.

Une réponse assez simple à l'hospitalo-centrisme de la formation médicale serait de permettre à des étudiants de deuxième cycle des études de médecine de faire une partie significative de leur formation en ville : au cabinet, dans les centres de santé, les réseaux de soins … Cela existe déjà mais il s'agirait d'augmenter le nombre d'heures de cours des Généralistes enseignants et de développer une politique plus attractive pour les médecins de ville qui acceptent de faire de la formation au sein des cabinets et dans les amphithéâtres.

Une autre solution serait de rendre obligatoire le passage par la Médecine générale, comme le faisaient les médecins militaires auparavant. Avant d'être Spécialiste, il faudrait être Généraliste ! Les médecins généralistes font au cours de leur Internat de nombreux stages dans différentes spécialités. Il suffirait d'une refonte des maquettes de troisième cycle des études de médecine, qui obligerait les étudiants à faire un stage de Pédiatrie/Gynécologie, d'Urgences, Médecine Interne/Gériatrie/EHPAD et de cabinet. Le choix des spécialités ne se ferait dès lors plus en sixième année mais en huitième année avec des formations complémentaires de deux ou trois ans. Le concours d'orientation actuellement en fin de sixième année pourrait avoir lieu en fin de cinquième année, ce qui le recalerait avec un Master 2.

Libre à chacun de s'arrêter avec le diplôme déjà acquis, ou de continuer voire de se reformer plus tard dans sa carrière avec un complément de formation beaucoup moins contraignant que le fait de repasser les ECN, et de recommencer un nouvel Internat depuis le début.

C'est donc cette dimension dynamique qui manque aujourd'hui cruellement au monde de la Santé en particulier, mais aussi au monde du travail plus généralement.

L'autre solution – celle qui a malheureusement été retenue – est de rajouter une année de cursus supplémentaire pour que la Médecine générale soit à égalité de durée de formation avec les autres Spécialités médicales. Mais cela ne satisfera que les enseignants de Médecine générale et l'État : la Sécurité Sociale n'augmentera pas les tarifs de consultation et les patients qui croient toujours que les médecins généralistes sont moins bien payés, parce qu'ils ne font « que » sept ans d'études (en vérité neuf actuellement), ne changeront pas forcément de regard vis à vis de leur praticien.

Si cela semble apporter une solution à court terme au manque de médecins dans les zones sous dotées, en faisant un véritable chantage au diplôme, cela pose un problème d'équité par rapport aux autres Spécialités. Pourquoi les médecins généralistes devraient répondre seuls à la problématique d'accès aux soins de la Nation ?

Mais ce remède va se révéler rapidement pire que le mal qu'il entend traiter : les Internes vont vraisemblablement redoubler en masse leur sixième année pour éviter la Médecine générale, ou faire plus de demandes pour aller faire leur Internat à l'étranger. S'ils sont finalement pris dans la nasse, la tentation de s'échapper rapidement vers d'autres modes de pratique risque de se trouver renforcée et c'est finalement à l'échelle d'une carrière que nous perdrons les nouveaux praticiens.

Certaines Spécialités en déficit cruel aujourd'hui, ont cependant été abandonnées de manière raisonnée par les facultés de médecine. Je pense en particulier à la Gynécologie médicale. Spécialité de ville, elle n'a en effet que peu de place à l'hôpital, son champ d'action recoupant ceux de l'Obstétrique, de l'Endocrinologie et de la Cancérologie. La courte vue des responsables des formations a donc programmé son déclin, la médecine de ville ne faisant pas partie de leur champ d'intérêt. La place de cette Spécialité médicale a été en partie prise par des Généralistes qui complètent leur formation par un DU[82] de Gynécologie et les Sage-femmes. Cela pose néanmoins la question de la baisse du degré de spécialisation des praticiens : une formation complémentaire à temps partiel

[82] Diplôme Universitaire

de deux ans n'est pas équivalente à une formation à temps plein de quatre ans.

Deuxièmement, les Généralistes qui pratiquent la Gynécologie médicale ne sont pas du tout à même de valoriser leurs actes. Il s'agit donc d'une forme de « dumping médical » qui n'est pas pour déplaire à nos politiciens. Sarkozy avait inventé le « travailler plus pour gagner plus ». Sous Macron, c'est plutôt « travailler plus pour gagner moins ».

Le cas des Ophtalmologistes est un peu différent. Formés systématiquement à la chirurgie pendant leurs cinq années d'Internat, ceux-ci ne voient plus beaucoup d'intérêt à prescrire des lunettes ou des gouttes pour le glaucome de la personne âgée. Opérer les cataractes ou pratiquer la chirurgie laser correspond finalement plus à ce qu'ils ont appris et c'est au passage infiniment mieux rémunéré.

À la rigueur trouvent-ils leur intérêt dans des centres comme « Point Vision » où l'essentiel des tâches est transféré aux Orthoptistes. Il leur reste à valider le travail effectué par leurs assistants, à signer l'ordonnance et à proposer éventuellement à leurs patients, une prise en charge chirurgicale de leur trouble de la réfraction, dans un établissement conventionné en secteur 2. C'est bien loin des consultations d'antan, en tête à tête au cabinet de l'ophtalmo. Ces consultations existent toujours cependant…à condition d'avoir le portefeuille bien garni.

Mais ce modèle « rationnalisé » des soins, c'est peut-être ce qui attend les médecins généralistes demain. Il ne serait pas surprenant, que du fait de leur raréfaction et du désossage de leur métier, il ne reste plus à leur proposer qu'une place de superviseur du travail qui aura été effectué par les infirmières en pratique avancée ou par les pharmaciens. Nous irons vers un mode d'organisation que j'ai connu il y a bien longtemps en mission humanitaire : le recueil des motifs de consultation, la mesure des paramètres vitaux seront assurés par des personnes peu qualifiées. Les patients seront ensuite adressés à des infirmiers consultants et le médecin ne sera sollicité qu'en cas de difficulté ou de maladie « grave ». Moyennant quoi la rentabilité d'un médecin sera maximale. Il en sera cependant fini du colloque singulier entre un patient et son médecin.

L'objectif avoué de cette nouvelle organisation est de répondre à la même demande pour moins cher : il semble assez peu probable que le médecin généraliste ou les IPA tirent avantage de ce nouveau statut. Les gestionnaires de ce type de structure et leurs actionnaires, certainement beaucoup plus.

En outre la réduction de la Médecine générale à une compétence de technicien médical supérieur est loin d'être acceptable. Les patients nous rapportent leur insatisfaction d'avoir affaire à un interlocuteur qui change très fréquemment lorsqu'ils vont consulter dans un centre de santé. La dimension du médecin de famille mais aussi de coordinateur des soins est complètement brisée par ce nouveau mode d'organisation.

Enfin les économies d'échelle liées à la rationalisation du travail ont comme écueil que les centres de santé survivent grâce au soutien des collectivités locales ou par l'augmentation des actes et ce grâce à la généralisation du tiers-payant. Les centres d'Ophtalmologie et les centres dentaires en secteur 1 sont d'ailleurs aujourd'hui dans le collimateur de la Sécurité Sociale, du fait de la cotation généralisée d'actes, dont la pertinence est pour le moins discutable (tels que la prescription à tout nouveau patient d'un panoramique dentaire). Le remplacement d'un médecin libéral nécessitant l'emploi d'1,5 médecin salarié, il est légitime de se demander également où l'on va pouvoir trouver ces nouveaux praticiens.

Les paramédicaux au secours de la médecine en perdition ?

Face aux difficultés récurrentes liées aux « déserts médicaux », le gouvernement et son ministre de la Santé ont eu pour idée de proposer qu'un certain nombre d'actes médicaux puissent être réalisés par des infirmières en pratique avancée, des pharmaciens, des kinésithérapeutes et même des orthoptistes. Ces mesures présentées simultanément relèvent de logiques différentes.

Concernant les IPA qui font deux années de spécialité en plus de leur formation initiale, leur place reste à définir et ne peut être imposée sauvagement, comme essaye de le faire le ministre de la Santé.

La problématique est qu'aujourd'hui il faut neuf ans d'études pour être Généraliste. Leur mode d'exercice classique, à savoir l'installation en cabinet de ville n'a plus la côte pour plusieurs raisons : volume horaire trop important, lourdeur administrative associée à l'exercice libéral, faible valorisation des actes, féminisation de la profession – qui cherche à concilier vie de famille et de travail – et changement de philosophie plus généralement de la jeune génération qui ne veut plus se tuer – au sens propre comme au figuré – au travail.

Pousser le faible pourcentage de jeunes médecins qui veulent s'installer à aller vers les endroits où il en manque le plus a fait l'objet de nombreuses manœuvres qui se résument à la classique politique de la carotte et du bâton. Il semble d'ailleurs que devant le faible succès des opportunités proposées par les régions déficitaires, on se dirige maintenant vers une dynamique coercitive, en faisant peser sur les épaules des jeunes médecins le poids de la dette, qu'ils auraient contractée, du fait de leurs études payées par la collectivité, afin qu'ils la remboursent dans les régions les plus sous dotées. A l'unisson de mes confrères, j'atteste que si dette il y a, je l'ai largement remboursée lors de mes stages d'Externat rémunérés 150 euros par mois et encore plus lors de mes semestres d'Internat, payés bien en dessous du SMIC[83] horaire.

L'idée pour nos tutelles est donc de faire « d'une pierre, deux coups », en proposant les postes vacants de médecin généraliste à des IPA : elles combleront un vide et elles seront payées bien moins cher qu'un médecin. Cette logique « économe » est un comble, quand on sait que les soignants français font partie des soignants les plus mal payés d'Europe. C'est aussi d'une remarquable hypocrisie : il s'agit de donner aux IPA la possibilité de faire de la médecine sans jamais leur donner le statut de Médecin. On aurait pu croire que le plafond de verre entre paramédicaux et médicaux pourrait être brisé et permettre une véritable avancée dans la gestion des carrières, mais non ! C'est un nouveau coup tordu d'Énarques qui ne résoudra évidemment pas la crise actuelle. Au-delà des questions financières, le problème est qu'il est assez flagrant qu'on n'acquiert pas les mêmes savoirs, ni les mêmes compétences en cinq ans qu'en neuf ans d'études. Il ne s'agit évidemment pas des mêmes fonctions, mais il est judicieux de se demander pourquoi les IPA une fois « rôdées » à leurs nouvelles fonctions voudront s'arrêter en si bon chemin et ne chercheront pas à étoffer encore un peu plus leur rôle propre. Sans parler de la « densité » et de la difficulté des études médicales par rapport aux études paramédicales.

---

83 Salaire Minimum de Croissance

Cela constitue une concurrence déloyale pour ceux qui ont été durement sélectionnés, qui ont dû rester étudiants longtemps, soutenir un mémoire et une thèse, faire de nombreuses gardes, par rapport à d'autres professionnels de santé qui auront eu affaire à des difficultés bien moindres.

La véritable solution serait de proposer à des paramédicaux d'intégrer les études médicales en troisième ou quatrième année au moyen d'un concours interne, d'un examen de dossier, d'un entretien de motivation et de leur donner à ce moment-là une véritable formation médicale. Cela serait juste par rapport aux médecins et cela donnerait de nouveaux horizons à tous les paramédicaux qui se sentent stagner dans leur métier ou qui finissent par le fuir, après avoir amèrement compris, que quel que soit leur niveau de compétence ou de motivation, ils ne pourront plus évoluer du fait de leur formation initiale « inappropriée ».

Les différents types de paramédicaux –comme les différents types de médecins d'ailleurs – ne sont résolument pas égaux. Et les médecins ne sont pas tout à fait pour rien dans cet état de fait.

Alors même que certains médecins poussent des cris d'orfraie, car certaines tâches, incombant à leur métier sont redistribuées à d'autres professions – sans leur accord –, d'autres, qui y trouvent leur compte, ont sauté le pas depuis bien longtemps. Je pense aux manipulateurs en électroradiologie – de niveau bac +3 – à qui on a ouvert les portes de l'échographie, moyennant l'obtention d'un DU[84], alors qu'il s'agissait d'actes techniques réalisés jusqu'alors exclusivement par des médecins. Les radiologues n'ont évidemment pas fait cela par bonté d'âme, mais parce qu'en se débarrassant de ces examens qu'ils estimaient chronophages et peu rémunérateurs, cela leur permet de se concentrer sur des pratiques qu'ils considèrent comme plus

[84] Diplôme Universitaire

nobles et qui sont aussi beaucoup mieux payée : les scanners, les IRM et la radiologie interventionnelle.

Certains manipulateurs en électroradiologie sont donc devenus des échographistes à temps plein et gagnent d'ailleurs même mieux leur vie – à durée de travail égale – qu'un médecin généraliste qui a au moins cinq années d'études de plus au compteur…

Le problème n'est donc pas en soi qu'un paramédical puisse acquérir des compétences médicales : cette mesure existe maintenant depuis une dizaine d'années et cela marche d'ailleurs même très bien.

La question est de refonder le système de manière qu'il offre une lisibilité, une cohérence et une certaine justice. S'étant battu pour faire les études les plus longues et les plus difficiles, un médecin peut légitimement revendiquer de bénéficier des meilleures conditions de rémunération et de valorisation sociale. Il n'est pas logique qu'une voie « bis » d'accès aux actes médicaux construite sur des intérêts particuliers, vienne concurrencer le modèle classique de formation alors même que celui-ci est plus long et difficile à suivre.

Quelle valeur accorder aux examens et aux diplômes s'ils ne sont plus discriminants ? Pourquoi d'un côté refuser l'accès à la formation médicale des paramédicaux, quand d'un autre côté on leur délègue des tâches médicales, lorsque cela arrange certains médecins ?

Clivages ville-hôpital

Une revendication assez récente des jeunes médecins est de pouvoir travailler en ville ET à l'hôpital. Il s'agit en fait de revenir sur un modèle qui considère qu'en dehors de l'hôpital, point de salut. Il est d'ailleurs assez marquant que lorsqu'un patient est hospitalisé, à aucun moment le médecin traitant ne soit interrogé sur son devenir ou sur les choix thérapeutiques décisifs le concernant.

Au mieux a-t-il droit à un coup de téléphone de l'Externe ou de l'Interne pour une demande de précision sur tel ou tel antécédent ou récupérer un compte-rendu de consultation d'un Spécialiste. Les choses vont plus loin à la sortie quand l'assistante sociale ou le médecin hospitalier décident de l'orientation du patient, ou des infirmières qui vont s'occuper de lui sans là non plus informer à minima « le chef d'orchestre » de son suivi. C'est ainsi que nous retrouvons des patients en HAD, avec des SSIAD ou avec des équipes infirmières que nous ne connaissons pas. À nous de nous en arranger.

Le Généraliste a cependant bon dos pour rédiger des bons de transport, des arrêts de travail ou des protocoles de soins de mise en affection de longue durée. Il arrive aussi qu'un Spécialiste, n'ayant pas d'explications aux symptômes rapportés par son patient, nous le renvoie de manière guillerette, tout en ayant assuré à notre patient que le problème relève entièrement de notre responsabilité. Progrès notoire indéniable cependant pour les hôpitaux parisiens, la plupart des patients sortent avec leur compte-rendu d'hospitalisation.

Cette « négligence » généralisée est surtout le symptôme d'un mépris pour la ville : il n'y a pas de collaboration, car les hospitaliers n'y trouvent aucun intérêt. Si ce n'est celui de ne pas nous voir leur renvoyer dans la seconde, des patients qu'ils ont parfois fait sortir dans des conditions les plus précaires.

Le problème majeur est structurel, c'est ce qu'on appelle l'hospitalo-centrisme. On est loin d'une prise en charge coordonnée ville-hôpital et l'on voit bien que le rôle central du médecin traitant, à l'heure des décisions, n'est qu'un fait de mots. Comment améliorer les choses, peut-on se demander alors ? Le fait d'avoir accès à une formation, pendant les deux premiers cycles d'études médicales, qui prenne aussi appui sur la ville permettrait de donner un ancrage différent aux étudiants, tout en élargissant leurs horizons, en vue de leurs choix ultérieurs. Cela nécessite de rendre plus attractif l'enseignement pour les praticiens de ville, et de les aider à trouver des locaux plus grands qui permettent l'accueil des étudiants dans de bonnes conditions.

Deuxièmement, ouvrir plus de postes mixtes (exercice en cabinet et à l'hôpital) améliorerait les parcours de santé des patients qui pourraient garder le même référent pour l'ensemble de sa prise en charge. Ayant un pied de chaque côté de la ligne il serait alors beaucoup plus difficile de renvoyer la balle des différents problèmes à l'une ou l'autre des deux parties. Mais ces mesures n'auront véritablement une chance de succès qu'à la condition que les différents interlocuteurs puissent avoir l'occasion de communiquer les uns avec les autres.

L'application réalisée par l'hôpital de référence de mon secteur qui indique un numéro de téléphone direct permettant de joindre des Spécialistes pour avis ou adressage est un indéniable progrès de coordination, même si tous les Spécialistes ne jouent pas le jeu de la même façon. Un tel annuaire devrait également exister avec les différents professionnels du territoire et ne devrait pas relever de l'initiative personnelle. Ces données devraient régulièrement être mises à jour tant le turnover des différents acteurs est important du fait des départs en retraite, en province, en congé maternité ou pour un changement d'orientation professionnelle. De tels répertoires existent déjà, il s'agit de ce que l'on appelle « le réseau ». Mais ils sont quelquefois partiels. Il est vrai que la fonction d'adressage de certains agendas électroniques en ligne, facilite la prise de rendez-vous pour nos patients auprès de nos correspondants. Mais ça ne nous dit pas quel Kiné est disponible pour prendre en charge à domicile nos patients âgés dépendants, alors que ses deux prédécesseurs sont partis exercer ailleurs.

La crise COVID étant passée par là, beaucoup d'Internes et de Chefs de clinique n'envisagent plus leur avenir à l'hôpital ce qui est un signe du déclin du navire amiral. Loin de nous en réjouir, il faudrait saisir cette occasion pour redéfinir les interactions entre les professionnels de santé de la ville et de l'hôpital afin de mieux les ajuster et pourquoi pas de les mixer ?

Un ami de longue date, installé avec sa femme à Belle-Île en Mer m'expliquait avec quel plaisir il passait de son cabinet à la petite unité d'hospitalisation locale voire au soutien des pompiers locaux. Encore une fois, il ne s'agit pas de s'engager dans une « omnipotence déraisonnable » des médecins – quels qu'ils soient -, mais il est certain qu'offrir une diversité aux pratiques permet d'accroître l'intérêt lié à une profession et de venir à bout de clivages idiots.

Le fait de construire un dossier médical virtuel – et suffisamment sécurisé – où chacun des intervenants pourrait assurer les transmissions concernant son travail et poser des questions aux autres acteurs du soin est séduisant. À condition que cela soit véritablement un outil de facilitation et pas une nouvelle obligation administrative de plus, pour bénéficier de la rémunération sur objectif de santé publique…

Un système de Santé à l'agonie

Depuis maintenant plusieurs années le constat alarmant, se répète, devant des Urgences hospitalières surchargées, des cabinets de médecine de ville saturés et l'impossibilité de trouver un médecin traitant ou une simple consultation dans les « déserts médicaux ». La faute au numérus clausus, trop resserré pendant de nombreuses années, et qui s'ouvrant enfin, devait solutionner tous nos problèmes.

Les choses ne sont pourtant pas si simples. Si les étudiants en deuxième année deviendront médecins, il n'est pourtant pas du tout assuré qu'à l'heure du choix, ils se décident pour une des spécialités « en tension » : psychiatrie, médecine générale ou médecine du travail. Il est encore moins évident qu'ils aillent exercer leur métier dans une des nombreuses zones sous dotées... Et c'est pourtant tout l'enjeu : avoir les bons praticiens au bon endroit.

Alors la faute à qui ? Tout d'abord il est intéressant de remarquer que les facultés de médecine, rattachées à des centres hospitalo-universitaires se situent dans des grandes métropoles et que les étudiants en fin de cursus ont tendance à s'installer à proximité de leur lieu de formation. Envisager de former des étudiants dans des hôpitaux de plus petite taille pourrait donc avoir du sens, à condition qu'ils gardent un lien avec l'université.

Deuxièmement, les rapports de la DREES[85] l'attestent, la première année de médecine sélectionne

[85] De « faire médecine » à « faire de la médecine »
DREES documents de travail n°53, 01/10/2005

préférentiellement des enfants de parents appartenant aux catégories professionnelles supérieures. Il ne s'agit pas de favoritisme mais du fait que ceux-ci, par leur environnement socio-culturel, ont accès aux codes conditionnant la réussite, alors que les enfants de familles plus modestes ont plus de mal à les maîtriser. Le fait d'avoir des parents qui puissent payer des cours supplémentaires dans des boîtes à concours n'est pas sans effet non plus…

Ensuite l'enseignement de la médecine n'est prodigué que par des médecins spécialistes, hospitalo-universitaires, qui n'ont que peu – ou pas - de connaissance concernant la médecine de ville, et ce jusqu'en fin de sixième année.

Les étudiants adhèrent d'ailleurs très fortement à « leurs modèles », puisque quatre-vingt-dix pour cent des interrogés en sixième année souhaitent devenir médecins spécialistes. « Le vrai, le bon, le grand médecin » est une figure hospitalière, Spécialiste qui a de surcroit des qualités humaines.

Inutile de dire que le Généraliste dans son cabinet ou le Psychiatre du centre médico psychologique, font beaucoup moins rêver. Il existe donc une hiérarchie de prestige entre les différentes spécialités médicales, qui conditionnent des différences de rémunération fortes, malgré une durée de formation qui est devenue sensiblement identique entre le Médecin généraliste et un autre Spécialiste médical (neuf ans pour l'un contre dix ans pour le second).

Il est à noter également que les carrières sont aujourd'hui verrouillées de manière définitive en fonction du classement à l'ECN. Cela n'a pas toujours été le cas : ceux qui ont édicté ces règles ont pu choisir à leur époque de présenter ou non le concours de l'Internat et en cas d'échec s'orienter vers un Certificat d'Études Spécialisées s'ils le désiraient.

Lorsque j'ai moi-même été à l'heure des choix, un Interne de Médecine générale malheureux de son classement ou tout simplement intéressé par une autre discipline telle que la Gériatrie, la médecine d'Urgence ou les Maladies infectieuses, pouvait compléter sa formation par un Diplôme d'Études Spécialisées Complémentaires. Cependant, certains responsables pédagogiques de Médecine générale, mécontents de voir des étudiants inscrits dans cette spécialité leur échapper, faisaient leur possible pour diminuer les chances de réussite du projet de ces Internes « dissidents ».

Pour échapper à ces situations problématiques Les patrons des Urgentistes, des Gériatres et des Infectiologues ont obtenu que leurs étudiants suivent maintenant des Diplômes d'Études Spécialisées dédiées, sans possibilité de bifurquer secondairement vers une autre orientation. Cela pose évidemment question, notamment pour les Urgentistes, qui pouvaient avant ces réformes choisir de s'installer comme Médecin généraliste lorsqu'ils s'étaient lassés de l'hôpital, et qui maintenant ne pourront plus travailler ailleurs. Idem pour les Généralistes qui pouvaient avoir un exercice mixte entre cabinet de ville et Urgences hospitalières. Ces modalités sont devenues caduques à moins d'avoir suffisamment « roulé sa bosse » aux Urgences sans en avoir pour autant le diplôme.

Pire le Généraliste, éternel cancre de sa profession, décevant au concours, renâcle aussi à aller travailler là où on le lui demande – dans les fameux déserts médicaux – pourtant bien gentiment. Dès lors utiliser la coercition vis-à-vis de ce mauvais sujet apparaît entièrement justifié. « Eh bien si tu ne vas pas travailler dans une ZIP[86] pendant au moins un an, tu n'auras pas ton diplôme ! » Enfin on le tient ce fameux Docteur, on l'a bien coincé, il ne va plus pouvoir s'échapper, du moins le croit-on…

Une autre manière de voir est de se dire que « l'on n'attrape pas les mouches avec du vinaigre ». Autrement dit

---

[86] Zone d'Intervention Prioritaire

que si l'on souhaite que les futurs médecins choisissent des spécialités aujourd'hui déficitaires, il faut les leur rendre au moins aussi attractives que les autres.

Cela permettrait de faire avancer les mentalités au sein du microcosme hospitalo-universitaire, en montrant qu'exercer différemment n'est pas synonyme d'infériorité. L'étape suivante concerne bien évidemment les rémunérations : contrairement à ce qu'aurait pu en penser Napoléon[87] il est bien évident qu'il ne suffit pas de donner la médaille de la spécialité aux Généralistes pour qu'ils se sentent à égalité avec leurs confrères qui facturent trois à quatre fois plus cher qu'eux, leurs consultations.

La grande question est alors toujours la même : qui va payer ? « Pas moi dit la Sécu ! » Il ne reste alors que les patients. Tous n'ont cependant pas les mêmes moyens. Le bien-être du médecin ne doit évidemment pas avoir comme corollaire d'accroître la précarité de ses patients. Il est cependant tout à fait contre-productif de refuser que les médecins ne puissent pas adapter leurs tarifs en fonction de leur lieu d'exercice. Le prix du foncier et des loyers est beaucoup plus élevé en région parisienne, il serait donc tout à fait logique que le prix des consultations puisse être adapté compte tenu de la vie chère. Pourquoi un principe qui est acquis en Guyane ou aux Antilles ne peut-il pas être utilisé en Île-de-France ?

Enfin, les choses ont été plutôt bien comprises par les élus locaux : les jeunes médecins n'ont pas les mêmes aspirations que leurs aînés. S'ils ont bien compris que la profession médicale est une profession de service, ils ne souhaitent pas en être l'esclave non plus.

Cela se traduit par le choix majoritaire du salariat, qui, s'il rémunère sans doute un peu moins, libère d'un bon

---

[87] C'est avec des hochets que l'on mène les hommes. Déclaration au Conseil d'État, 8 mai 1802

nombre de tracas : horaires et salaires fixes, congés payés, cotisations retraites prises en charges et nombres de tâches administratives exécutées par des tiers. Mais attirer dans des territoires déficitaires des médecins ne se limite pas à eux seuls. Il faut tenir compte de leur environnement familial, poser la question du nouveau travail du conjoint délocalisé, de la scolarité des enfants et des ressources culturelles de la zone qui cherche à recruter. Les jeunes médecins pourront donc se faire une idée de la « qualité de vie » propre à chaque territoire et avoir l'embarras du choix pour déposer leurs valises à un endroit plutôt qu'à un autre.

Un dernier point concerne la place qui est accordée aux Médecins généralistes dans le parcours de soins. Si à Paris, bon nombre de patients – et quelques Spécialistes au passage – réclament de pouvoir supprimer l'orientation par le médecin traitant vers un confrère spécialisé, il est bien évident que pour des raisons démographiques, ce n'est plus possible depuis longtemps, dans des territoires avec une densité médicale plus faible. On peut une nouvelle fois se lamenter devant cet état de fait, ou réfléchir au fait que si le Généraliste a fait neuf ans d'études, il doit avoir une petite idée concernant la prise en charge d'un grand nombre de pathologies. Il faut donc déconstruire cette image de « bobologue » formé uniquement à renouveler les ordonnances, signer des arrêts de travail et soigner les grippes et les rhumes, pour le remettre au centre du processus de soins comme consultant de premier recours.

L'omnipratique ne signifie évidemment pas l'omniscience ni l'omnipotence. Il est tout à fait usant de recevoir de nombreux patients qui considèrent le renouvellement de leur traitement comme une formalité qui ne nécessite pas de travail de réévaluation, venir nous déverser un, deux trois motifs supplémentaires sans se préoccuper du temps conséquent que nécessite la résolution de chacune de ces problématiques. Ceux-là mêmes qui s'émeuvent du retard « inacceptable » de leur médecin, se sentent en général bien à l'aise, une fois dans mon cabinet et se montrent bien décidés à prendre tout leur temps sans aucune considération pour ceux qui les suivent. « Ah bon, je n'étais pas le dernier ? » entends-je dire souvent. Un brin de civisme et un peu moins de nombrilisme rendrait certaines journées de consultations moins difficiles…

Une conception de la prise en charge de la santé déséquilibrée

Je me suis rendu le 9 mars 2022 à une réunion au siège de l'URPS[88], concernant la démographie médicale en Île-de-France. Les grands représentants de la santé issus de la caisse d'Assurance Maladie, de l'AP-HP[89], de l'association des maires de France, de l'ARS [90] faisaient le même constat : la situation était difficile et elle n'allait pas s'améliorer dans les cinq prochaines années, avec le départ prévu de mille huit cents médecins et l'arrivée – au mieux– de huit cents nouveaux jeunes praticiens, pour leur succéder.

J'ai écouté avec intérêt le président de la conférence des Doyens de médecine nous expliquer que, du fait de l'amélioration de la qualité des soins, l'hôpital traitait des patients de plus en plus graves, nécessitant un niveau de technicité toujours plus important et qu'en conséquence…il fallait donner toujours plus de moyens à l'hôpital.

Présenté de cette manière, son raisonnement était on ne peut plus logique mais je me suis demandé s'il ne fallait pas prendre le problème à l'envers. Aussi bête que cela puisse paraître, la manière la plus simple de diminuer la pression sur l'hôpital et le système de santé d'une manière plus générale, c'est d'éviter que les gens ne tombent malades. Et si jamais c'est le cas, ne faut-il pas tout faire pour que les prises en charge soient faites de manière précoce à un

---

[88] Union Régionales de Professionnels de Santé
[89] Assistance Publique des Hôpitaux de Paris
[90] Agence régionale de Santé

moment où la maladie ne présente encore qu'un fardeau limité pour les patients et la société ?

Cela a d'autant plus de sens que les principales causes de morbidité et de mortalité sont connues et pour une part importante, évitables. Les tumeurs et les maladies de l'appareil circulatoire sont en effet les plus fréquentes, tous sexes confondus, totalisant un peu plus de la moitié des décès[91]. Chez les hommes, un tiers des décès est imputable aux tumeurs et parmi elles, les trois-quarts sont liés à la consommation de tabac (larynx, trachée, bronches, poumons). Avec les maladies cardio-vasculaires, de l'appareil respiratoire et les morts violentes, cela représente deux tiers des décès masculins. Chez les femmes, les cancers du sein et des voies respiratoires représentent un peu moins de la moitié de la mortalité par cancer.

Si l'on compare la France à ses voisins européens, nous constatons que nous avons la surmortalité masculine la plus élevée (une fois et demie) juste devant les états baltes, ce qui est évidemment navrant lorsque l'on se targue d'être la sixième puissance mondiale et d'avoir eu le meilleur système de santé au monde.

Ces données indiquent donc que le champ de la prévention est immense et qu'au regard des enjeux, nous ne pouvons que nous étonner de la faiblesse des politiques mises en œuvre. Si la responsabilité de nos dirigeants en matière de politique de santé est certaine, elle implique aussi celle de la population. Il s'agit donc de passer d'un vécu des problématiques de santé comme « de la malchance, une fatalité » à une définition qui implique tout un chacun dans la gestion de sa santé.

---

[91] Principales causes de décès et de morbidité. L'état de la santé en France 2017.
https://drees.solidarites-sante.gouv.fr

Outre la prévention des cancers qui ont pour un bon nombre des facteurs de risques connus (tabac, alcool, excès de consommation de viande), les moyens de détection précoce tels que la mammographie dans le cancer du sein, le frottis cervico vaginal pour la détection des cancers du col de l'utérus, sont insuffisamment utilisés.

La prévention des maladies cardio-vasculaires ne devrait pas être en reste du fait de leur deuxième position dans les causes de mortalité les plus fréquentes. Viennent ensuite l'obésité, la sédentarité, le diabète, qui en même temps que des maladies à part entière sont des facteurs de risque des précédentes. Certaines maladies sont évidemment sans facteur comportemental particulier associé. Pour autant la majorité d'entre elles relèvent bien d'un mode de vie inadapté. Ce vis-à-vis de quoi, le système de santé actuel ne propose rien ou presque.

Une des raisons pour cette « méconnaissance » de la prévention, trouve sa source dans un certain cynisme électoraliste. Un Endocrinologue rencontré au cours d'une formation m'expliquait qu'il avait pendant longtemps démarché les différentes autorités politiques qui agissaient dans son territoire de santé, de manière à financer des actions visant à prévenir l'apparition du diabète. Il m'avouait ému, qu'un des politiques qui l'avait écouté avec beaucoup de déférence, lui avait finalement répondu : « il n'a aucun intérêt votre projet. Comment voulez-vous que je me prévale de quelconques résultats pour ma réélection alors que les fruits attendus seront mûrs bien après que je sois parti ? ».

Cela repose une fois de plus le lien qui existe entre santé et politique, celle-ci ayant clairement une responsabilité lorsqu'il s'agit de prendre des décisions à l'échelle d'une population. À force de ne retenir que des solutions rapides, visibles et médiatiques, il ne ressort évidemment rien de bon.

Mais c'est un changement de paradigme assez complet concernant la relation soignant-soigné opposant traditionnellement des professionnels de santé sachant à des malades dans l'ignorance. Il s'agit là de développer le concept que le patient a en lui les clés de sa santé et que le meilleur médecin en ce qui le concerne, c'est peut-être lui-même.

Une fois cette évidence de la nécessité d'une meilleure prévention mise en avant, il s'agit de considérer la manière de la mettre en pratique. Car à vrai dire, il n'existe pas qu'une prévention : celle-ci se décline de manière différente suivant que l'on veut éviter une maladie (prévention primaire : action sur les facteurs de risque), que l'on se situe à un stade précoce de celle-ci (prévention secondaire : dépistages) ou que l'on est déjà malade mais que l'on souhaite éviter une complication ou une récidive (prévention tertiaire).

Les moyens à mettre sont immenses dans chacune de ces catégories et sans dire qu'il n'y en a aucun aujourd'hui, il faut bien reconnaître que la part du budget de la santé allouée à la prévention reste très faible.

En prévention primaire, les campagnes radiotélévisées, les affichages contre le tabagisme, la surconsommation d'alcool ont un impact faible. L'ambiguïté de l'État sur la vente des cigarettes, fait dire aux consommateurs de tabac que les profits engrangés sous formes de taxes, payent largement les coûts induits par le traitement des maladies liées au tabac. C'est évidemment faux, mais sans prise de position claire – en interdisant purement et simplement la vente de cigarettes –, on ne peut espérer une amélioration franche de ce côté-là. Tant pis pour les lobbies des cigarettiers et les emplois de cette industrie. Il y a peut-être une manière plus intéressante de faire du commerce et de travailler.

L'éducation à la santé est en France quasi inexistante. Hormis le « mangez cinq fruits et légumes par jour et faites une activité physique régulière » répété en boucle au milieu des publicités de shampoing, de saucisson ou de que sais-je encore, nous n'avons rien. La Sécurité Sociale propose bien un examen de prévention santé à partir de seize ans, « une offre adaptée aux assurés éloignés de la prévention », cette dernière formule fait sourire, car en vérité elle devrait concerner toute la population de manière régulière. Devant les coûts faramineux que ne manqueraient pas d'engendrer ce type de consultations longues, l'Assurance Maladie ne manquera pas de se défausser sur le médecin traitant, dont c'est aussi la mission. Mais ce n'est un scoop pour personne, il est très compliqué d'en trouver un, et il est en pratique très compliqué pour ce dernier, de trouver du temps pour des consultations liées à la prévention, quand son agenda est déjà saturé, par des demandes plus graves et urgentes…

Que proposer alors ? Où apprendre à préserver sa santé, si les maillons habituels du système de soins ne sont pas à même de répondre à cette demande ? Il semblerait que l'école puisse jouer un rôle : on y apprend bien à écrire, calculer, compter et une avalanche de choses dont on peut questionner l'utilité pour l'avenir, alors pourquoi pas à bien se nourrir et comment éviter de tomber malade ? Là aussi, on peut s'attendre à ce que les enseignants débordés crient à l'aide, en disant qu'ils sont déjà débordés par des programmes très importants, qu'ils sont en sous-effectifs, que bon nombre d'entre eux ont d'ailleurs été formés bien vite… Quid de la médecine scolaire alors ? Au fond, c'est un petit peu à ça qu'elle devrait servir. Mais si on trouve encore quelques infirmières scolaires dans les établissements d'enseignement, la rareté des médecins épousant cette carrière rend illusoire la perspective d'en faire les pivots de programmes de prévention à grande échelle.

En ce qui concerne la prévention secondaire, l'Assurance Maladie a mis en place des programmes très intéressants (SOPHIA[92]) – basés sur la libre participation des patients – concernant le diabète et l'asthme. Les patients révisent en groupe la diététique ou l'utilisation des différents dispositifs inhalés utilisés en Pneumologie et ont l'occasion d'échanger avec des pairs sur la gestion de leur maladie. Les retours sont excellents, il ne reste plus qu'à trouver les budgets suffisants pour étendre ces initiatives à l'ensemble des maladies chroniques (insuffisance cardiaque, hypertension artérielle, obésité...).

Un des vecteurs importants de ces prises en charge est le temps long qui permet d'aborder l'aspect multidimensionnel de la maladie, beaucoup plus que le simple contrôle de ses points clés. Ainsi les retentissements émotionnels, sociaux, professionnels, familiaux, spirituels peuvent être envisagés, alors que ce sera rarement le cas au cours d'une consultation de Médecine générale de quinze minutes.

Par ailleurs le travail en groupe, est très novateur. Le patient n'est plus isolé dans son mal et peut trouver un soutien puissant grâce aux pairs qui viennent aux réunions. C'est un autre rapport aux soins, que celui – parfois vécu comme infantilisant – de la consultation en tête à tête avec un médecin, qui va se focaliser sur la gestion de la maladie et où, le patient contrevenant aux bons résultats attendus, peut se sentir comme un mauvais élève vis-à-vis de son maître d'école.

La prévention tertiaire reste malheureusement trop rare. Le fumeur invétéré qui continue sa consommation alors qu'il est soigné pour un cancer du poumon ou après un

---

[92] Service d'accompagnement des maladies chroniques de L'Assurance Maladie

infarctus, l'hypertendu qui mange tous les jours au Kebab, le diabétique qui carbure au coca – avec sucre – sont certes désespérants pour leur médecin mais auraient un très grand avantage à bénéficier d'un soutien renforcé pour la société. Un coronarien qui ne suit pas son traitement a de très grandes chances de refaire un infarctus. Le diabétique en roue libre a un risque accru de faire des complications de la maladie et d'être hospitalisé. Idem pour le cancéreux qui augmente son taux de récidive, s'il n'est toujours pas venu à bout des facteurs de risque qui l'ont conduit à la maladie.

*

Une autre idée à déconstruire est que les maladies graves ne peuvent être prises en charge correctement qu'à l'hôpital. Tout d'abord parce que la plupart d'entre elles sont diagnostiquées en ville par le médecin traitant. Ensuite, parce qu'un certain nombre de pathologies comme le diabète, l'hypertension, l'hypercholestérolémie, ne nécessitent ni l'intervention d'un Spécialiste du sujet, ni des investigations lourdes dans la majorité des prises en charge.

Les malades du cancer ont en revanche besoin d'un bilan diagnostic avec des équipements lourds (tomographie par émission de positons...) ou des gestes faisant intervenir la médecine spécialisée (endoscopies, biopsies...) qui ne peut avoir lieu qu'à l'hôpital. Sans parler du recours à une thérapeutique qui là aussi fera intervenir l'institution : chirurgie, radiothérapie, chimiothérapie. On note cependant que ces dernières années ont vu émerger un recours de plus en plus systématique aux hôpitaux de jours et aux chirurgies ambulatoires, ce qui a permis de diminuer très nettement les durées moyennes de séjour et d'augmenter le nombre de patients traités. Le faible développement de l'Hospitalisation à Domicile pour administrer des chimiothérapies, notamment chez des patients âgés ou dépendants est un élément regrettable d'autant que l'hospitalisation classique est toujours vécue douloureusement chez ces patients, qui ne demandent qu'à rester chez eux.

La notion d'une prise en charge graduée allant de la prévention au premier recours (Médecin généraliste), puis à un éventuel avis demandé à un Spécialiste (deuxième recours) et enfin à un adressage hospitalier devant une gravité manifeste ou une urgence – en d'autres termes ce que l'on appelle le parcours de soins – se heurte au fait que bon nombre de Spécialistes estime que les patients sont mieux suivis à l'hôpital qu'en ville. Cela pose la question du nombre très important de consultations faites par un praticien de troisième recours (hospitalier) alors qu'elles devraient l'être dans le cadre du premier ou du deuxième recours, ce qui engendre un surcoût important pour la société. Mais bon comme les patients n'ont plus à faire l'avance des frais, ça ne les concerne plus beaucoup.

Pour être honnête, il faut aussi répondre sur le fond à la « vérité » qui dit qu'un Spécialiste hospitalier suivra mieux ses patients qu'un Généraliste ou un Spécialiste de ville. Outre ce qui ressemble à un mépris de caste, il semble intéressant de traiter cette question de manière objective. À force de déconsidération de la Médecine générale, les patients se tournent d'emblée vers « le vrai médecin » et vont jusqu'à manifester de la colère, lorsque le praticien de premier recours refuse de rédiger un courrier en signifiant que ce problème relève de sa compétence.

L'image de la Médecine générale est tellement dégradée que pour une frange non négligeable de la population, le médecin de famille est tout juste bon à soigner les grippes, les angines et faire des arrêts de travail. Cette piètre image est renforcée par l'avis de confrères spécialisés peu amènes, qui estiment que si la consultation du Généraliste est si peu rémunérée, c'est du fait de son faible niveau de qualité.

L'injure n'est pas loin, mais dans leur esprit on comprend que cela justifie des écarts de rémunération – pouvant aller d'un à sept – entre ces différents types de consultation.

Le Dr Wargon[93], chef de service des Urgences de l'hôpital de Saint-Denis, décrit dans son livre le mode de fonctionnement de l'hôpital comme féodal : les chefs de service y sont les « barons » qui défendent leur pré carré. On comprend aisément que donner plus de représentativité à « la ville », pour ne pas dire de pouvoir, n'ira évidemment pas dans leur intérêt. Si l'on poursuit la métaphore territoriale, il est facile de comprendre pourquoi il est si ardu de faire bouger les lignes : le « château » hospitalier ne veut pas partager avec les « manants » qui vivent hors de ses murs.

Cette structuration est malheureusement à prendre au pied de la lettre. Elle a comme conséquence, dans les antichambres du pouvoir – au Sénat, au ministère de la Santé –, que les seuls conseillers écoutés, viennent du milieu hospitalo-universitaire. Mais l'hôpital se meurt, ce qui n'a évidemment rien de réjouissant. Peut-être sera-ce enfin l'occasion de permettre à des interlocuteurs qui n'ont habituellement pas voix au chapitre, de se faire entendre ?

---

[93] Hôpital : un chef d'œuvre en péril. Fayard. 2022

Des Généralistes à la peine

Après avoir décrit les écueils d'une organisation du système de soins polarisée sur l'hôpital et dont le vaisseau amiral est le centre hospitalo-universitaire, il paraît judicieux de s'interroger sur les conséquences d'un transfert du pouvoir sur les médecins de premier recours.

Outre la question de leurs capacités intellectuelles, dont on a jusqu'ici semble-t-il pas mal douté, se pose celle de la faisabilité de la tâche. Comme chacun sait la Médecine générale est également en crise, du fait des très nombreux départs en retraite, le plus souvent sans qu'un successeur n'ait pris la suite de leur activité. Les « jeunes » qui s'installent, manifestent le désir de travailler autrement, cherchant à concilier qualité de travail et qualité de vie. Au manque de praticiens dû à un numérus clausus verrouillé pendant trop longtemps, s'ajoute le déficit d'attractivité de la spécialité, qui n'en a que le nom. Dans une étude que la DREES a réalisé dans deux facultés de médecine, quatre-vingt-dix pour cent des étudiants de sixième année souhaitaient se spécialiser[94].

Pour des raisons d'écart de reconnaissance sociale et de rémunération, il y a très peu de chances pour que les choses évoluent. Pire, l'introduction d'une quatrième année qui oblige les jeunes médecins à aller travailler sur les territoires déficitaires risque d'augmenter les courants de fuite et d'accroître la pression sur les épaules des malheureux qui se seront laissés prendre dans le filet. Le minimum pour ceux qui auront rendu ce service à la nation

---

[94] DREES : de faire médecine à faire de la médecine 2003

– alors que leurs collègues des autres spécialités n'auront pas eu à le faire – serait d'avoir accès au secteur 2, mais cela n'est pas du tout prévu aux dernières nouvelles.

Afin de gérer la pénurie dans un contexte budgétaire tendu, plutôt que de créer un choc d'attractivité susceptible de modifier l'orientation des futurs médecins, la grande idée est de déléguer des tâches, qui jusque-là incombaient aux Médecins généralistes, aux Pharmaciens, aux Infirmières de Pratique Avancée ou d'embaucher un assistant médical.

Le doyen des doyens me l'a pourtant dit[95] : « je ne comprends pas en quoi c'est problématique de déléguer pour vous, moi je fais ça sans arrêt, tout simplement parce que sinon mes consultations dureraient trois fois plus de temps ».

La différence essentielle entre lui et moi, c'est que lui est salarié d'une structure publique et que moi je suis libéral. Cela ne signifie donc pas du tout la même chose pour lui ou moi de transférer des compétences à un tiers, puisque dans mon cas cela signifie embaucher un assistant médical, payer toutes les charges assorties, sans parler des difficultés qui incomberont à son licenciement, si son utilité n'était pas avérée.

Dans les faits très peu de médecins libéraux l'ont fait : rentabiliser un tel emploi signifie augmenter très significativement son activité de consultation, tout en ayant une place à lui donner dans son cabinet, sans parler du transfert de responsabilités à protocoliser.

La place des Infirmières de pratique avancée en libéral risque de se faire dans la douleur, tant leurs nouvelles compétences vont venir interférer avec le champ d'exercice traditionnel des Médecins généralistes. Pas sûr qu'ils aient

---

[95] Propos recueillis auprès du Pr Didier Samuel lors d'une réunion de l'URPS Île-de-France le 9 mars 2022

très envie de collaborer dans ces conditions et encore moins d'intervenir en deuxième intention après elles.

La question de fond reste le transfert de compétences médicales à des personnes qui n'ont eu ni à affronter la sévérité de la sélection médicale, ni la longueur des années de formation et sans que le médecin ne soit finalement dégagé de sa responsabilité des actes transférés aux autres professionnels.

Ce genre « d'avancée » peut éventuellement trouver sa place dans un centre de santé ou dans une Maison de Santé Pluridisciplinaire, qui devient alors l'employeur de l'assistant médical ou de l'IPA. Même s'il s'agit des modes d'installation privilégiés des jeunes médecins, ces nouveaux métiers du soin ne seront pas à même de soulager l'exercice des médecins exerçant seuls ou en cabinet de groupe.

Par ailleurs, il est assez ulcérant de retrouver toujours la même verticalité des chaînes de décision, les décideurs étant invariablement des technocrates ou des hospitaliers qui ne connaissent rien à la réalité de la médecine de ville.

Est-il si incroyable d'organiser des États Généraux de la médecine libérale où les problématiques et les solutions pourraient être proposées à partir du terrain ? La tenue actuelle d'un Conseil National de la Refondation, si elle peut constituer un premier pas, risque d'aboutir une fois de plus à un débat technocratique dont les principaux interlocuteurs seront exclus.

Mieux vaut prévenir que guérir

Au cours de sa campagne pour sa réélection à la fonction présidentielle, Emmanuel Macron, a proposé de rendre systématique les bilans de santé aux âges clé de la vie. À vrai dire, ces bilans étaient proposés, soit sous la forme d'examens périodiques de santé (au mieux tous les cinq ans dans des centres gérés par l'Assurance Maladie) ou via des centres privés de consultation (tous les deux ans en moyenne) pour les cadres supérieurs de grandes sociétés.

Ces bilans qui durent en général une grosse demi-journée permettent d'obtenir un condensé d'information en un minimum de temps. Via la Sécurité Sociale, ces examens reposent sur la base du volontariat. Aux postes clés des entreprises, c'est aussi une manière de s'assurer que les dirigeants sont en pleine capacité de leurs moyens.

J'ai abordé la question de la Prévention comme incontournable pour alléger la charge en soins considérable qui pèse sur notre système de Santé. L'idée est simple : un grand nombre de maladies sont évitables en respectant une certaine hygiène de vie et d'autres le sont également en utilisant des examens de dépistage adaptés. La première étape qui s'apparente à de la prévention primaire, pourrait s'appeler également l'éducation à la Santé.

Comme nous l'enseignait le Pr H en quatrième année de médecine, les maladies n'apparaissent pas par magie et surviennent dans un terreau de facteurs de risques. Elles envoient même souvent des signaux avant d'évoluer vers la gravité. Le fait de bien connaître l'histoire naturelle de chaque maladie, permet – au moins théoriquement – d'intervenir précocement et de ralentir leur développement.

Éduquer, prévenir prend du temps et il est légitime de se demander qui seraient les heureux élus, en charge de cette nouvelle tâche. Les professionnels de soins qui croulent déjà sous le travail, seraient bien à la peine de se voir rajouter ce fardeau supplémentaire. Des programmes de prévention secondaire et tertiaire devraient cependant être proposés de manière plus systématique, afin d'éviter la progression et les complications des maladies déjà identifiées.

Nous pourrions nous demander si, dans le programme des sciences de la vie à l'école, étudier la reproduction des fougères ou le cycle de Krebs ne pourrait pas être remplacé par l'apprentissage de l'équilibre nutritionnel.

De même on peut s'étonner de la valorisation aussi faible des activités physiques au profit de l'intellect, qui conduit une grande partie de la population à abandonner toute activité sportive, dès lors qu'elle a quitté l'Éducation Nationale. L'État ne pourrait-il pas inciter positivement ses administrations et les entreprises à favoriser la pratique de l'activité physique, sur le lieu de travail ?

Enfin, il n'y a pas forcément besoin d'être Infirmier ou encore moins Médecin pour faire de l'éducation à la Santé. Il faudra évidemment financer les intervenants en charge de la dispenser, « à perte » pendant un certain nombre d'années, avant de mesurer le fruit de leur travail, par les économies générées pour le système de soins.

Il n'en est pas moins vrai non plus que les grands laboratoires qui tirent de gigantesques revenus des traitements vendus pour soigner des maladies, voient d'un mauvais œil des programmes dont la finalité est d'éviter d'avoir un jour à prendre leurs médicaments. Quand on voit avec quelle énergie les lobbies de l'agro-alimentaire se sont battus pour empêcher l'utilisation du Nutri-Score, il est fort à parier que les laboratoires médicaux ne lâchent pas leur gagne-pain si facilement…

Money…all the time !

Parler d'argent et de santé peut sembler antinomique et est même un tabou dans notre pays. Le Dr Wargon, a même appelé un chapitre de son livre « l'hôpital, ce chef d'œuvre en péril [96] » : l'argent c'est sale. Cela note bien à quel point nous avons du mal à corréler les notions pécuniaires et sanitaires.

Un peu comme si, étant donné son caractère sacré, la Santé devait échapper aux affres financières. La vérité c'est que le prix à payer pour cet idéal est réglé par les soignants : ils sont très largement sous rémunérés eu égard à leur (très) longue formation, leurs (trop) nombreuses heures de travail et leurs lourdes responsabilités.

Bien que controversée, la citation de « la santé n'a pas de prix, mais elle a un coût [97]» met les pieds dans le plat. Depuis maintenant plusieurs dizaines d'années, les politiciens de la santé s'attellent à préserver l'accès aux soins de tous, tout en restant dans des objectifs financiers définis : c'est l'ONDAM[98]. Mais à force de rogner sur les budgets, ce qui devait arriver arriva : de plus en plus de personnels soignants, pourtant motivés par le fait de défendre l'accès à une médecine publique, ont fini par partir devant la dégradation de leurs conditions de travail.

Comme le disait Ionesco, « prenez un cercle, caressez-le, il deviendra vicieux[99] » : le départ des uns a rendu encore plus insupportable la charge de travail pour ceux qui sont

---

[96] Fayard, 2022

[97] Mars Di Bartolomeo, ancien ministre de la Santé du Luxembourg

[98] Objectif National des Dépenses d'Assurance Maladie

[99] La cantatrice chauve

restés. Les hôpitaux ont dû fermer des lits faute de personnel et la machine s'est emballée pour arriver à la crise des Urgences de l'été 2022 où une « mission flash » a été demandée par le chef de l'État pour essayer de sortir de l'impasse.

La question est à plusieurs étages : la France investit-elle suffisamment de moyens dans le financement de la prise en charge de la Santé de ses concitoyens ? Ce budget pourtant déjà colossal – 227 milliards d'euros en 2021, soit 9,1% du Produit Intérieur Brut –, est-il bien réparti entre financement structurel et rémunération des acteurs de soin ? Faut-il augmenter ce budget et par quels leviers : augmentation des cotisations de Sécurité Sociale, des impôts ou du paiement direct par le patient ? Doit-on au contraire réduire l'offre en diminuant le panier de soins, puisqu'il semble maintenant acquis que réduire le nombre de soignants pour limiter la consommation de soins n'est pas la meilleure idée ?

Les mesures de Prévention, ne présentent qu'une rentabilité à long terme, et ont de ce fait longtemps été laissées de côté, mais ne doivent-elles pas être remises au goût du jour ? Et par qui ? Est-ce le médecin traitant qui, en plus de ses consultations déjà surchargées, doit être à l'œuvre ? L'École, pendant les cours de sciences de la vie et de la terre, ne peut-elle pas aborder les questions des maladies liées aux différentes conduites à risque, qu'elles soient en rapport avec la sexualité, la consommation de tabac, de drogue, d'alcool…ou de la sédentarité, de la surconsommation de sucre et du surpoids ?

La proposition par Martin Hirsch[100] de facturer leurs hospitalisations aux patients malades du COVID et non vaccinés, a provoqué un véritable tollé – y compris parmi les médecins –. Les arguments développés par ses

---

[100] Faire payer les soins hospitaliers aux non-vaccinés ? Hirsch s'interroge, Hidalgo « pas d'accord », le Parisien, 27 janvier 2022

détracteurs étaient qu'il faudrait à ce moment-là, demander aux fumeurs de payer le traitement de leur cancer, aux alcooliques, la prise en charge de leur greffe de foie, et la liste peut être bien longue…

La notion de responsabilisation des Français dans la gestion de leur santé est cependant une véritable question et s'il est délicat de leur demander des comptes, le fait de généraliser le tiers-payant n'incite pas les usagers à mesurer le coût occasionné par leurs soins.

La préservation de notre modèle de Santé nécessite qu'une question de fond soit posée : veut-on garder la possibilité pour tout un chacun d'être soigné lors d'une maladie grave ou veut-on à toute force préserver la chimère d'un modèle où tout semble gratuit – y compris pour les maladies les plus bénignes – alors qu'il est d'ores et déjà voué au naufrage ?

Car sans être désobligeant, l'utilité de certaines consultations peut être posée. Dès lors qu'elles seraient rendues payantes, il n'est pas sûr que certains patients prendraient rendez-vous pour ce qui s'apparente à de la « bobologie ». Les maladies les plus bénignes et communes, telles que les rhinopharyngites pourraient faire l'objet d'un enseignement spécifique et des ordonnances types (en bannissant définitivement au passage de la pharmacopée, les dérivés de la pseudoéphédrine) pourraient être laissées à disposition des pharmaciens.

La « gratuité » des consultations, via les différents systèmes de tiers-payant, n'invite pas à la retenue des usagers. D'ailleurs, certains patients l'ont tellement bien compris – entre cinq et dix pour cent de mes consultations – puisqu'ils prennent des rendez-vous sans se présenter et sans prendre la peine de prévenir ou d'annuler.

En ne coûtant plus rien, la médecine a perdu mécaniquement toute valeur dans la tête de ces personnes.

Une pétition qui a été déposée sur change.org[101] est en cours. Elle a pour but de faire évoluer le code de la santé publique, qui empêche de demander le règlement des consultations non honorées. Un dépôt de garantie serait donc consigné à la prise de rendez-vous et serait encaissé (y compris chez les patients bénéficiant de la C2S, de l'ALD et de l'AME) si la personne ne vient pas sans avoir prévenu dans un délai suffisant et sans justification sérieuse de son absence. Le Droit reste très hypocrite sur le sujet : un ORL qui avait demandé le règlement d'une consultation manquée à un de ses patients – qui l'a ensuite attaqué en justice pour ce motif –, s'est vu signifier par le juge « qu'il avait effectivement droit à un dédommagement pour le préjudice subi, mais qu'il ne pouvait être égal à la valeur de la consultation si elle avait vraiment eu lieu ». Les hôteliers ne se posent pas autant de questions : l'annulation tardive d'une réservation ne permet pas son remboursement et ce dans la totalité de ce qui avait été provisionné. Et personne n'y trouve à redire !

Alors oui, il y a toujours des patients très modestes, pour qui, payer le tiers-payant d'une consultation à vingt-cinq euros c'est déjà un effort financier substantiel. Mais il y a aussi des personnes à la mentalité « utilitariste », prêtes à tirer du système tout ce qu'elles pourront en obtenir, que ce soit en termes d'arrêt de travail, de prescription de traitements, d'examens biologiques ou radiologiques, prescrits le plus souvent en tiers-payant, « parce qu'elles y ont droit » et « que c'est remboursé ».

En effet beaucoup considèrent leurs cotisations maladies comme une forme de compte épargne qu'il faudrait rentabiliser, et non plus comme leur participation à une Assurance Maladie universelle, basée sur la solidarité.

---

[101] https://www.change.org/p/responsables-politiques-diminution-des-consultations-non-honorées-chez-les-médecins

Combien d'esclandres ai-je eu dans mon bureau, de la part de patients me demandant des prescriptions abusives, sous prétexte qu'ils cotisaient depuis des dizaines d'années, sans n'avoir jamais rien coûté au système de santé ? C'est pourtant bien le principe d'un système solidaire : la prise en charge des soins très coûteux ne peut exister que si un grand nombre de cotisants ne représentent qu'une charge modeste pour le système de santé. Les sommes investies ne servent pas à placer un capital personnel qui pourrait être dépensé à l'envie mais à alimenter la solidarité nationale.

Simple égoïsme ou carence de notre Éducation Nationale, à enseigner les rouages fondamentaux du fonctionnement de la société française, aux futurs citoyens ? Si ces notions ne sont pas sues, comprises et acceptées, il peut sembler normal que « la taxe santé » puisse apparaître comme injuste aux bien portants qui la payent.

La médecine à « deux vitesses » existe par ailleurs déjà bel et bien depuis plusieurs années. Une consultation spécialisée hospitalière nécessite désormais en moyenne, six mois d'attente – et je suis installé à Paris – quand elle peut être obtenue dans la semaine pour qui peut payer le prix d'une consultation dans un cabinet privé du seizième arrondissement de Paris. La crise hospitalière ne fait que rendre encore plus visible cette fracture entre ceux qui ont les moyens de payer et ceux qui devront attendre.

Certains politiciens promettent régulièrement d'encadrer, voire de supprimer purement et simplement les dépassements d'honoraires médicaux. C'est aussi démagogue qu'irréaliste, puisque loin de s'être estompé, le phénomène n'a fait que se renforcer au cours de la dernière décennie. Il faut dire que les tarifs planchers de la Sécurité Sociale sont bien en deçà de la moyenne des tarifs pratiqués en Europe pour les mêmes actes, et sous évalués par rapport au niveau de formation et de responsabilité attendu des praticiens, eu égard au coût de la vie en France.

Paris, qui est en train de se vider de ses praticiens en secteur 1 – du fait du non-remplacement des médecins généralistes qui partent à la retraite – devrait pouvoir bénéficier d'une tarification spéciale. Soit comme dans les départements d'outre-mer où le tarif de la consultation est majoré [102], au titre de la vie chère, soit en levant l'interdiction aux praticiens de secteur 1 de demander des dépassements d'honoraires. L'actuelle directrice générale de l'ARS, Amélie Verdier, interrogée par l'URPS Île-de-France sur le sujet, s'est contentée de répondre « qu'il existait une très grande disparité des situations en Île-de-France et qu'elle n'était pas responsable des cotations des actes médicaux[103] », fin de la discussion. La création d'un zonage des tarifs de consultation, serait cependant un premier pas …

Outre la question de la rémunération, il est atterrant, que des installations puissent être bloquées, en raison de l'inadaptation des cabinets aux personnes à mobilité réduite. Je suis bien évidemment tout à fait favorable à ce que de tels aménagements puissent être réalisés, de manière que les personnes en situation de handicap puissent trouver un médecin susceptible de les recevoir dans leur environnement proche. Mais quand un médecin part à la retraite et qu'il exerce depuis trente ans dans un cabinet qui se trouve à l'étage d'un immeuble, et qu'il n'existe pas d'ascenseur permettant d'accueillir un fauteuil roulant, il

---

[102] Tarifs conventionnels des médecins généralistes en Guadeloupe, Martinique, Guyane, Réunion, Mayotte : Le G est à 27,6 euros contre 25 en métropole.

[103] Quel modèle économique pour la médecine libérale en Ile-de-France ? La voix des libéraux. 5 avril 2022

sait que la reprise de son cabinet sera bloquée par les pouvoirs publics.

En période de pénurie, il faudrait soit aménager la Loi, soit que les mairies, – ou les ARS – se saisissent du dossier, et proposent des locaux adaptés aux praticiens désireux de s'installer, en réservant par exemple les rez-de-chaussée des immeubles HLM[104] aux cabinets médicaux... Cela reste malheureusement à l'heure actuelle, un vœu pieux.

Il est par ailleurs tout à fait choquant que des thérapeutes en tous genres – allant du shiatsu à la réflexologie plantaire, en passant par la naturopathie et la kinésiologie – puissent pratiquer des prix de consultation, bien au-dessus des tarifs de convention des médecins et se faire référencer sur des agendas électroniques[105] réservés aux professionnels de santé, sans qu'aucune contrainte ne pèse sur eux, alors même qu'il est illégal pour un médecin de demander des compléments d'honoraires, s'il n'est pas installé en secteur 2. L'accès à ce secteur d'installation – qui au départ relevait du « choix philosophique » du praticien –, nécessite maintenant d'avoir réalisé un clinicat en médecine générale ou d'être un ancien assistant des hôpitaux. Cela incite un des syndicats de médecins – l'Union Française pour la Médecine Libre – à conseiller aux Généralistes en secteur 1 mécontents, de se déconventionner purement et simplement. Toute la question est de savoir si leur patientèle les suivra dans cette nouvelle modalité d'exercice et si ce nouveau choix d'exercice est éthiquement acceptable.

Pour les élus de la médecine spécialisée, la définition du « tact et de la mesure » concernant leurs dépassements d'honoraires est assez relative, puisqu'ils peuvent

---

[104] Habitation à Loyer Modéré

[105] Doctolib a depuis fait marche arrière, sous la pression des professionnels de Santé

allègrement demander plus de quatre-vingts euros pour une consultation en secteur 2.

On est donc très loin des vingt-cinq euros du Généraliste, avec une différence de durée de formation et de responsabilité, qui ne peut plus expliquer l'écart de rémunération entre ces deux catégories de médecins. Le fléau de la balance des paiements des consultations médicales devrait être remis à jour et trouver un nouvel équilibre !

La « Sociale »

Créée en 1945, la Sécurité Sociale fusionne toutes les anciennes assurances (maladie, retraite...) et garantit à chacun, qu'en toutes circonstances il disposera des moyens nécessaires pour assurer sa subsistance et celle de sa famille dans des conditions décentes. [106]

La chance d'avoir une Sécurité Sociale et sa grandeur, je l'ai surtout mesurée lorsque je vivais à l'étranger : dans de nombreux pays, la prise en charge des frais de santé ne repose pas sur la solidarité nationale mais sur le financement à titre individuel. C'est ainsi que dans la plupart des pays africains, le renoncement aux soins est majeur, y compris pour des maladies au risque vital, du fait des conséquences qu'impliqueraient le fait de financer une hospitalisation ou une intervention chirurgicale : il faut alors vendre la maison, sa terre, s'endetter pour de nombreuses années ou transmettre cette dette à ses enfants.

La France propose au contraire un modèle inclusif – toujours imparfait certes –, financé par la solidarité nationale, qui va bien au-delà de la prise en charge des risques majeurs de la santé ou de l'invalidité professionnelle.

Certains patients se lamentent, du fait que tel ou tel médicament – au service médical rendu considéré comme insuffisant – ait été déremboursé. Je ne parle pas de tous ceux qui considèrent comme « dû » de pouvoir prendre

[106] L'Assurance Maladie : notre histoire https://assurance-maladie.ameli.fr/qui-sommes-nous/histoire

quelques jours d'arrêt de travail sans motif médical, sous prétexte que cela fait de nombreuses années qu'ils cotisent et qu'ils n'ont jamais eu l'occasion d'en profiter. Les mêmes vont jusqu'à se fâcher lorsque je refuse de rédiger une ordonnance d'un examen coûteux qui me semble inutile. « Mais j'ai cotisé, j'y ai droit ! » Cela en dit long sur l'égocentrisme ambiant, à des lieux de la générosité qui a préfiguré à la création de l'Assurance Maladie.

C'est aussi l'absence de responsabilité concernant le financement de la Sécurité Sociale qui est atterrant. À écouter ce type de raisonnement, ils ont cotisé bien plus qu'ils n'ont dépensé et ce sont les autres qu'il faut admonester d'être trop dépensiers ! Mais nous ne sommes pas dans un système de Prévoyance individuelle maladie. De plus, quand bien même ça le serait, aucun assureur ne vous rembourse un sinistre qui n'a pas eu lieu, même si vous avez cotisé toute votre vie.

Un autre point est le fait que bon nombre de patients arrivent en consultation persuadés d'en savoir plus que nous, à la suite d'informations qu'ils ont tiré de discussion avec des amis, de forums Internet voire quelques fois de conseils qu'ils ont pu avoir par des connaissances du monde de la santé. Nous sommes obligés d'entendre leurs « revendications ». À charge pour nous de pouvoir en faire la critique, en étant suffisamment subtils pour ne pas nous mettre à dos nos patients.

Enfin conserver le modèle social actuel n'a rien d'évident. Aux quatre risques « classiques » financés actuellement – maladie, allocations familiales, vieillesse, accidents de travail et maladies professionnelles – il est question d'en prendre en charge un nouveau : la dépendance. C'est une question logique, eu égard au vieillissement de la population française et à la disparité des propositions qui dépendent un peu trop de la fortune des personnes concernées. Les inégalités d'accès aux soins qui ont préfiguré la création de la Sécurité Sociale, se retrouvent maintenant sous la forme d'une inégalité devant le traitement de la dépendance. Il est navrant de rappeler qu'après avoir éloigné les cimetières des centres villes, notre société se désintéresse des personnes âgées devenues incapables de s'occuper d'elles-mêmes. Si certaines familles gèrent de manière héroïque l'accompagnement de leurs parents, force est de constater que la majorité ne le fait pas : évolution des mentalités, travail prégnant… pas facile de trouver une place pour nos aînés dans ces circonstances.

Si la majorité des patients préfère rester à domicile, avec au besoin des aides – pour faire leur toilette, préparer leurs médicaments, faire les courses, le ménage –, certains mieux lotis financièrement, se décident pour une résidence avec services ou sautent le pas de la maison de retraite. De très nombreux établissements accompagnent de manière exemplaire leurs résidents, mais il n'a échappé à personne que la dépendance pouvait être un business comme un autre, et que certains grands groupes de ce secteur d'activité, l'ont très bien compris. Ils ne se sont d'ailleurs pas privés pour essorer financièrement leurs résidents, la Sécurité Sociale et les conseils départementaux[107].

En dehors de ces dérives odieuses, reste toujours la même question : qui paye et pour quel service ? Va-t-on obliger la population à souscrire à une assurance dépendance obligatoire, comme on l'a fait avec les mutuelles ? Les impôts vont-ils augmenter afin d'intégrer ce nouveau risque ? Ou bien les choses resteront-elles de l'ordre de la recommandation, en conseillant aux salariés de cotiser à une Prévoyance dépendance, tout en sachant que la majorité des salariés n'aura pas les moyens de pouvoir y souscrire ?

---

[107] Les Fossoyeurs, Victor Castanet

Conclusion

J'aimerai en arrivant au terme de cet ouvrage, pouvoir retrouver un ton plus léger et considérer que finalement les choses ne sont pas si graves et qu'elles finiront bien par s'arranger. Même si je trouve qu'il ne sert à rien de jouer les oiseaux de mauvais augure, en estimant que la situation est bien trop mal engagée pour que l'on puisse redresser la barre, je ne peux évidemment m'adonner à une confiance benoîte dans le savoir-faire de nos autorités, pour nous sortir de là.

J'entendais l'autre jour notre ministre de la Santé, François Braun, alors qu'il inaugurait le volet Santé du Conseil National de la Refondation, expliquer que « le diagnostic était connu et qu'il allait maintenant falloir trouver des solutions ».Je m'inscris en faux par rapport à cette déclaration. Il a certes pris en considération les effets de la maladie, mais il n'a, comme ses prédécesseurs pas pris le temps, ni les moyens de comprendre comment elle fonctionnait. Soigner l'organisation de la Santé, revient à prendre en charge une maladie de système, qui infecte tous ses organes.

Si le médecin généraliste, doit effectivement jouer le rôle de pierre angulaire de la prise en charge des patients, il faut bien considérer qu'il s'agit aujourd'hui d'une spécialité en souffrance. On ne peut pas former uniquement les futurs médecins à l'hôpital – qui s'empressent d'ailleurs aussitôt de le quitter, une fois le doctorat obtenu et le clinicat effectué – en valorisant prioritairement les Spécialités « nobles » et s'étonner que les étudiants rechignent à pratiquer la Médecine générale à l'heure des choix. Le fait de durcir le ton, voire de mettre en place un chantage au diplôme vis-à-vis de ces derniers ne fera qu'alimenter le conflit et le désir de fuite vers une autre spécialité, un autre mode d'exercice ou même un autre pays, comme cela existe déjà.Redorer le blason de la Médecine générale nécessite de lui accorder une place beaucoup plus importante, dès le début du cursus des études de médecine et de revaloriser significativement sa rétribution en l'alignant – à défaut de l'ajuster au tarif de consultation des autres spécialités – sur celle pratiquée en moyenne dans les autres pays européens.

Comment financer cet effort considérable ? Tout d'abord en restructurant l'offre de soins : en investissant massivement sur les mesures de prévention à ses différents stades, en faisant de l'éducation thérapeutique, en valorisant les mesures non médicamenteuses de prise en charge des maladies et en responsabilisant les patients comme acteurs majeurs de leur propre santé. Il s'agit également de faciliter l'exercice de la Médecine générale, en augmentant les services auxquels pourraient avoir recours les praticiens, tels que la mise en place de filières privilégiées d'adressage pour des avis spécialisés, comme cela se fait déjà avec certains hôpitaux. La possibilité d'adresser à des plates-formes d'appui médico-sociales des patients complexes nécessitant l'intervention de plusieurs acteurs, ainsi que le suivi des démarches initiées (dossiers MDPH, EHPAD…). Le recours à des assistants médicaux peut éventuellement être un plus, mais leur financement ne peut reposer sur les épaules du Généraliste (modèle économique alors hasardeux, lié à la complexité du licenciement en cas de non-satisfaction…) et en tout cas pas avec le niveau de rémunération actuel.

Les organismes de régulation tels que les CPTS sont des outils politiques pour accroître la mainmise des tutelles sur l'exercice des médecins libéraux. Elles ne rendent pas aujourd'hui, à mon sens, un service significatif aux

Généralistes dans leur exercice quotidien – hors temps de crise sanitaire, où elles se sont montrées pertinentes –. À charge pour elles de démontrer leur utilité dans les années à venir.

L'hôpital est un acteur du troisième et du quatrième recours et est aujourd'hui beaucoup trop sollicité en première intention. Les modifications temporaires d'accès aux Urgences, à la suite de la mission flash réalisée en juin 2022 par le Dr François Braun, ont été une bonne nouvelle.

Avoir recours aux Urgences, d'une manière non pertinente, comme le font de trop nombreux patients, est une cause de surcoûts évitables. Il s'agit également d'une surcharge de travail pour des soignants déjà débordés et au bord de la rupture, quand ils ne sont pas déjà sur le départ.

La question est donc de savoir qui va assurer les très nombreuses consultations de ces patients ? Le regard se tourne immédiatement vers les Généralistes, en leur assurant que ce travail relève de leur compétence et qu'il faut donc qu'ils trouvent un moyen de l'assumer. Les survivants installés en médecine libérale, ont déjà cependant un agenda à saturation. Il leur est néanmoins demandé avec insistance de participer au Service d'Accès aux Soins et pourquoi pas de refaire des gardes afin de soulager leurs collègues hospitaliers en souffrance.

Avec une certaine condescendance, le Ministre a notifié qu'il fallait que les Généralistes « prennent plus leur part » dans cette affaire, laissant entendre que leur niveau d'implication jusque-là était bien inférieur à celui des hospitaliers, qui eux travaillaient pour de vrai. Un nouvel épisode de la guéguerre ville-hôpital n'apportera rien, si ce n'est exciter encore un peu plus, des esprits déjà bien échauffés.

Il est aussi légitime d'évaluer si la demande de consultation immédiate de nombreux patients – dès lors que la nécessité d'un recours aux Urgences a été écarté lors d'une évaluation par le 15 (qui se trouve de ce fait très embouteillé), ou un autre service dont le rôle serait à définir – se justifie bien. Les téléconsultations, peuvent dans ce contexte rendre bien des services, même si les abus qui en découlent, notamment concernant la prescription des arrêts de travail, n'ont pas été longs à être mis en évidence.

La plupart des praticiens travaillant désormais sur rendez-vous. Il est évident qu'une consultation à une ou deux semaines, ne rendra pas le service attendu pour les patients souffrant d'une pathologie hivernale ou ayant besoin d'un arrêt de travail. Il est à noter que bon nombre de maisons médicales de garde sont sous fréquentées, dès lors que les consultations sont facturées, alors que le passage aux Urgences bénéficie systématiquement du tiers-payant, ce qui est un des points recherchés par la population y consultant.

L'éducation de la population à la gestion « des petits maux » permettra certainement de faire diminuer le recours aux soins, mais comme toute politique de prévention, elle nécessite des moyens et sa mise en œuvre prend du temps.

Reste alors la possibilité d'augmenter le nombre de cabinets de médecine d'Urgence, dont le mode de fonctionnement est basé sur la pratique exclusive des consultations sans rendez-vous. Plus question d'assurer un suivi ou d'être le médecin traitant, ce modèle séduit par le caractère immédiat des consultations et l'application du tarif de convention. Encore faut-il que ce mode d'exercice séduise des praticiens, qui ne bénéficiant pas de la ROSP et qui construiront leur rémunération uniquement sur le nombre de consultations effectuées. La pratique à temps partiel, dans des cabinets traditionnels, de consultations sans rendez-vous uniquement adressées par le SAMU, devra aussi être évaluée.

Il est cependant peu probable que ces solutions suffisent à absorber le flux de patients refusés aux Urgences de l'hôpital. Le fait de proposer aux Pharmaciens ou aux Paramédicaux de développer de nouvelles compétences permet aux tutelles de jouer avantageusement sur deux tableaux : ces consultations pharmaceutiques ou paramédicales coûteront sur le papier moins cher et cela permettra d'entrebâiller la porte de l'amélioration du statut pour des métiers dont les compétences sont verrouillées, au profit des médecins.

N'ayant pas oublié d'où je viens, je n'ai pas d'à priori contre le fait qu'une évolution professionnelle puisse avoir lieu. Je ne suis cependant pas favorable ni aux assistants médicaux, ni aux IPA sus leur forme actuelle, qui offrent une compétence et une responsabilité médicales « Canada dry », ne permettant pas de soulager véritablement le médecin référent. Je milite en revanche pour une formation intégrative, c'est à dire, que sur le modèle des autres concours administratifs, on puisse présenter – en interne – dans une même carrière des concours de catégorie différente sans avoir à repasser par la case départ, en tenant compte du diplôme et de l'expérience déjà obtenus.

Ainsi il me semblerait logique, que les paramédicaux puissent, via un mode de sélection à définir, intégrer les études de Médecine en troisième ou quatrième année (pour peu que l'on ait adapté le contenu de leur formation) et que l'Externat soit par ailleurs beaucoup plus professionnalisant qu'il ne l'est actuellement.

Enfin, la Santé, affaire de tous, doit pouvoir bénéficier d'une éducation dès le plus jeune âge et devrait de ce fait faire partie des programmes de l'Éducation Nationale, notamment parce que beaucoup de maladies prises en charge par notre système de soins sont en lien avec notre hygiène de vie et pourraient être évitées. Les programmes de Prévention, sont réduits à la portion congrue dans notre pays et devraient être renforcés par des consultations dédiées, qui sont aujourd'hui beaucoup trop rares.

Le fait de responsabiliser les patients sur la gestion de leur santé – tel que cela peut être fait par les primes d'assurance, en fonction de l'état de santé, pour les prêts immobiliers – a comme pendant que ce sont déjà les populations les plus pauvres qui ont l'état de santé le plus précaire. Le fait de jouer sur le levier financier aura comme effet, un éloignement encore plus important des soins, ce qui est évidemment l'opposé de ce qui est recherché.

Espérer que notre système de soins fonctionne un peu moins mal, fait appel à des réponses d'ordres multiples. La restructuration de l'offre de soins nécessite d'augmenter le rôle du médecin traitant – en revalorisant clairement son statut, et non en en faisant un bouc émissaire – et de diminuer la place de l'hôpital, dans le contexte du vieillissement de notre population et de l'explosion des polypathologies qui y sont associées.

L'enjeu de proposer un système de Santé présent sur l'ensemble du territoire, de niveau élevé, adapté aux problématiques des populations et respectant des critères financiers est aujourd'hui très loin d'être atteint. La décentralisation du financement des soins, déléguée aux régions, telle qu'elle est pratiquée en Suède, en Finlande ou au Danemark, pourrait aussi, si elle est appliquée à la formation des futurs médecins, contribuer à la baisse des déserts médicaux, puisqu'il existe un lien entre lieu de formation et lieu d'installation.

Espérons que la recherche de résultats rapides et concrets, utiles aux politiciens en responsabilité, ne les empêchera pas de faire un diagnostic plus global des défaillances de notre système de soins, là où les mesures à prendre ne connaîtront des effets que bien après la fin de leur mandature.

Structures éditoriales du groupe L'Harmattan

L'Harmattan Italie
Via degli Artisti, 15
10124 Torino
harmattan.italia@gmail.com

L'Harmattan Hongrie
Kossuth l. u. 14-16.
1053 Budapest
harmattan@harmattan.hu

L'Harmattan Sénégal
10 VDN en face Mermoz
BP 45034 Dakar-Fann
senharmattan@gmail.com

L'Harmattan Cameroun
TSINGA/FECAFOOT
BP 11486 Yaoundé
inkoukam@gmail.com

L'Harmattan Burkina Faso
Achille Somé – tengnule@hotmail.fr

L'Harmattan Guinée
Almamya, rue KA 028 OKB Agency
BP 3470 Conakry
harmattanguinee@yahoo.fr

L'Harmattan RDC
185, avenue Nyangwe
Commune de Lingwala – Kinshasa
matangilamusadila@yahoo.fr

L'Harmattan Congo
219, avenue Nelson Mandela
BP 2874 Brazzaville
harmattan.congo@yahoo.fr

L'Harmattan Mali
ACI 2000 - Immeuble Mgr Jean Marie Cisse
Bureau 10
BP 145 Bamako-Mali
mali@harmattan.fr

L'Harmattan Togo
Djidjole – Lomé
Maison Amela
face EPP BATOME
ddamela@aol.com

L'Harmattan Côte d'Ivoire
Résidence Karl – Cité des Arts
Abidjan-Cocody
03 BP 1588 Abidjan
espace_harmattan.ci@hotmail.fr

Nos librairies en France

Librairie internationale
16, rue des Écoles
75005 Paris
librairie.internationale@harmattan.fr
01 40 46 79 11
www.librairieharmattan.com

Librairie des savoirs
21, rue des Écoles
75005 Paris
librairie.sh@harmattan.fr
01 46 34 13 71
www.librairieharmattansh.com

Librairie Le Lucernaire
53, rue Notre-Dame-des-Champs
75006 Paris
librairie@lucernaire.fr
01 42 22 67 13

www.ingramcontent.com/pod-product-compliance
Lightning Source LLC
LaVergne TN
LVHW011306061026
849535LV00005B/1431
9782140344480